高等职业学校航空运输类专业新形态系列教材

民航应急救护

主　　编◎杨　菲

副 主 编◎娄雨冰　阮鹏飞　康永芳　杨文韬　任静静

参　　编◎赵　远　徐巧斐　喻　萌　刘雯昕　刘　力　陈浩良

企业专家◎智小冬　汤晓寒　易　凡　杨逸婷　杨浩丘　谢佩汶

华中科技大学出版社
http://press.hust.edu.cn
中国·武汉

内 容 提 要

本教材以航空服务艺术与管理、空中乘务、民航空中安全保卫、民航运输服务与管理等民航类专业在校生为对象,系统讲解了民航应急救护技术及空勤人员必须掌握的一般医学常识。教材内容结合民航乘务员、航空安全员、民航客运员等相关岗位的国家职业标准中有关应急医疗处置的技能要求,具有针对性强、涵盖范围全面的特点。全书共分为七个模块,主要包括急救评估与总则、民航救护设备使用、心肺复苏、民航常见疾病处置、外伤现场救护、常见传染病防治、空勤人员健康保健等内容。

本教材内容丰富、结构合理、明晰易懂,适用于高等院校和职业院校民航类相关专业,也可以供民航企业相关人员参考。

图书在版编目(CIP)数据

民航应急救护 / 杨菲主编 . -- 武汉:华中科技大学出版社,2025.8. -- ISBN 978-7-5772-2167-0

Ⅰ. R851.4

中国国家版本馆CIP数据核字第20250P1U91号

民航应急救护
Minhang Yingji Jiuhu

杨　菲　主编

策划编辑:胡弘扬

责任编辑:张　琳

封面设计:廖亚萍

责任校对:刘　竣

责任监印:曾　婷

出版发行:华中科技大学出版社(中国·武汉)　　　电话:(027)81321913
　　　　　武汉市东湖新技术开发区华工科技园　　　邮编:430223

录　　排:孙雅丽

印　　刷:武汉市洪林印务有限公司

开　　本:787mm×1092mm　1/16

印　　张:11.75

字　　数:268千字

版　　次:2025年8月第1版第1次印刷

定　　价:52.80元

民航业是推动我国经济社会发展的重要战略产业之一。"十四五"期间,我国民航业将进入发展阶段转换期、发展质量提升期、发展格局拓展期。2021年1月在北京召开的全国民航工作会议指出,"十四五"末,我国民航运输规模将再上一个新台阶,通用航空市场需求将被进一步激活。这预示着我国民航业将进入更好、更快的发展通道。而我国民航业的快速发展模式,也对我国民航教育和人才培养提出了更高的要求。

2021年3月,中国民用航空局印发《关于"十四五"期间深化民航改革工作的意见》,明确了科教创新体系的改革任务,要做到既面向生产一线又面向世界一流。在人才培养过程中,教材建设是重要环节。因此,出版一套把握新时代发展趋势的高水平、高质量的规划教材,是我国民航教育和民航人才建设的重要目标。

基于此,华中科技大学出版社作为教育部直属的重点大学出版社,为深入贯彻习近平总书记对职业教育工作作出的重要指示,助力民航强国战略的实施与推进,特汇聚一大批全国高水平民航院校学科带头人、"双师型"骨干教师以及民航领域行业专家等,合力编著高等职业学校"十四五"规划民航服务类系列教材。

本套教材以引领和服务专业发展为宗旨,系统总结民航业实践经验和教学成果,在教材内容和形式上积极创新,具有以下特点:

一、强化课程思政,坚持立德树人

本套教材引入"课程思政"元素,树立素质教育理念,践行当代民航精神,将忠诚担当的政治品格、严谨科学的专业精神等内容贯穿于整个教材,旨在培养德才兼备的民航人才。

二、校企合作编写，理论贯穿实践

本套教材由国内众多民航院校的骨干教师、资深专家学者联合多年从事乘务工作的一线专家共同编写，将最新的企业实践经验和学校教科研理念融入教材，把必要的服务理论和专业能力放在同等重要的位置，以期培养具备行业知识、职业道德、服务理论和服务思想的高层次、高质量人才。

三、内容形式多元化，配套资源立体化

本套教材在内容上强调案例导向、图表教学，将知识系统化、直观化，注重可操作性。华中科技大学出版社同时为本套教材建设了内容全面的线上教材课程资源服务平台，为师生们提供全系列教学计划方案、教学课件、习题库、案例库、教学视频和音频等配套教学资源，从而打造线上线下、课内课外的新形态立体化教材。

我国民航业发展前景广阔，民航教育任重道远，为民航事业的发展培养高质量的人才是社会各界的共识与责任。本套教材汇集了来自全国各地的骨干教师和一线专家的智慧与心血，相信其能够对我国民航人才队伍建设、民航高等教育体系优化起到一定的推动作用。

本套教材在编写过程中难免存在疏漏、不足之处，恳请各位专家、学者以及广大师生在使用过程中批评指正，以利于教材质量的进一步提高，也希望并诚挚邀请全国民航院校及行业的专家学者加入这套教材的编写队伍，共同推动我国民航高等教育事业不断向前发展。

华中科技大学出版社

2021 年 11 月

民航运输作为现代社会重要的交通方式,承载着亿万旅客的安全与信任。在万米高空这一特殊环境中,突发疾病、意外伤害等紧急情况的发生往往具有不可预测性和紧迫性。作为客舱安全的第一守护者,民航从业人员不仅需要具备专业的服务素养,更需掌握科学、规范的应急救护技能,以便在关键时刻为生命争取希望,为安全筑牢防线。

本教材的编写,立足于民航行业的特点与实际需求,以"生命至上、科学施救"为核心理念,紧紧围绕职业教育培养目标,遵循职业教育教学规律,结合我国民航运行环境和典型案例,构建了一套完整的知识体系,涵盖了急救评估、设备使用、心肺复苏、常见疾病处置、外伤救护、传染病防治及空勤人员健康管理等方面。教材内容以满足民航业对急救的要求为出发点,注重实用性和适用性。同时,教材还配备了丰富的数字教学资源,模块中配备了案例分析、思考与练习和实训任务,着重培养学生的实际操作能力和应急事件处理能力,提高学生的职业素养,并帮助他们树立关爱他人、关爱生命的价值观。

本教材具有以下特色。

1.模块化设计,贴合行业需求

全书分为七大模块,包括急救评估与总则、民航救护设备使用、心肺复苏、民航常见疾病处置、外伤现场救护、常见传染病防治及空勤人员健康保健,紧扣民航特情处置流程,内容层层递进,突出"评估—决策—处置"的逻辑主线。

2.案例导入,强化实战导向

每个模块以真实航空紧急事件为情境导入,通过案例分析还原处置要点,帮助读者建立"理论联系实际"的思维模式,提升复杂场景下的应变能力。

3.证书衔接,赋能职业发展

本教材内容严格对标1+X乘务应急救护职业技能证书考核标

准,设置明确的学习目标与技能要点,为从业人员职业能力提升提供有力支撑。

4. 课程思政,融入民航精神

根据党的二十大报告及中国民用航空局《"十四五"民用航空发展规划》要求,融入课程思政,深化"三个敬畏"精神,让读者了解中国急救行业发展现状,培养敬畏生命、敬畏职责、敬畏规章的价值观。

5. 理实结合,注重实践应用

本教材遵循职业教育教学规律,注重基本概念和原理的阐述,同时突出理论知识的应用和实际操作。此外,引入航空医学和机上救护新技术。模块配有思考与练习和实训任务,便于学生巩固提高。

本教材是由成都航空职业技术大学、浙江育英职业技术学院、河北女子职业技术学院、中国国际航空股份有限公司、华夏航空股份有限公司、四川航空股份有限公司、成都航空有限公司等单位的一线教师与企业专家基于校企合作模式共同编写。

本教材可以作为高等学校航空服务艺术与管理、空中乘务、民航空中安全保卫、民航旅客运输等专业的教学用书,同时也可作为民航乘务员、航空安全员、地面服务人员的日常培训教材。

在编写过程中,我们得到了许多民航专家及医疗专家的悉心指导,并参考了大量行业标准、训练手册以及国内相关著作,在此表示衷心的感谢。由于编写时间仓促,编者水平有限,书中难免有不妥和错误之处,恳请读者和专家批评指正。

应急救护能力的提升永无止境。我们期待本教材能为民航安全事业注入一份专业力量,更希望每一位读者能够以敬畏之心对待生命,以严谨之态精进技能,共同为每一次起落安妥、每一程云端平安保驾护航。

杨菲

2025 年 6 月

CONTENTS
目录

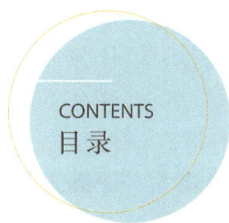

教学视频

情境导入

生命健康是人类社会文明进步的重要基石与先决条件,然而,各种意外事件及突发性急症不断对人们的生命健康构成威胁。在灾难、事故或急症发生之际,直至专业医疗急救人员抵达现场之前,掌握恰当且有效的应急救护技能至关重要,其目的在于"挽救生命、减轻伤残"。航空安全是我国民航业发展的核心价值。而院外救护,则是确保民众安全的关键。

在飞往杭州的航班上,一名乘客出现头冒汗、脸色发青的情况,乘务员立刻通过客舱广播寻找医护人员,同时将这名乘客转移到头等舱。一名来自杭州卫生部门的乘客袁某判断这名乘客为突发急性心肌梗死,情况十分紧急。于是,乘务员立刻与机组沟通,并联系地面制定应急方案。在飞机落地之前,乘务组通力配合,先对患者进行供氧,并从机上应急医疗箱里取出硝酸甘油进行施救。经过及时有效的救助,患者的病情得到缓解,安全到达杭州萧山机场后,该患者被迅速转移到地面医疗中心进行后续救治,最终脱离了危险。

学习目标

通过本模块的学习,要求学生能明确知晓应急救护的基本原则与注意事项,并能掌握紧急医疗事件范围的记录规范,完成本章内容的学习后能达到1+X乘务应急救护职业技能证书对应的考核标准要求。

任务一　急救的目的与原则

一、急救的定义、目的及意义

1 急救的定义

顾名思义,急救就是紧急救治,它与诊断或医治不是一个概念。急救的英文是"first aid",字面意思就是第一时间争分夺秒地提供帮助或援助。因此,急救的概念可界定为:

当发生任何意外或突发疾病时,专业医护人员抵达现场之前,由现场的第一目击者实施的一系列急救技能和遵循的原则,旨在及时、适当地为伤病者进行初步救援和护理。由此可知,当事件紧急且发生在院外,施救者并非专业医护人员时,掌握基本的急救技能尤为重要。

■ 案例分析

球王的陨落

2020年11月25日,一代球王马拉多纳于2020年11月26日不幸离世,享年60岁。他因心脏问题在自家豪宅内突然倒地,被管家发现后紧急呼叫私人医生,遗憾的是,在9辆救护车抵达之前,他已失去生命。

如果马拉多纳当时在家中突然倒地,身边恰好有具备急救技能的人员,该如何进行处置?说不定球王就能多一分生还的希望。由此可见,掌握一定的急救技能对我们每个人而言都至关重要。

② 急救的目的

(1)保持生命体征:恢复心跳、呼吸。
(2)防止伤势恶化:止血、处理伤口、固定骨折部位。
(3)促进复原:避免非必要的移动,让伤病者保持最舒适的体位,并给予人文关怀。

③ 急救的意义

在航空安全领域,机上急救至关重要,它能在乘客突发健康状况时迅速响应,挽救生命。机上急救能够迅速控制病情,减轻乘客的痛苦,为地面医疗救援争取宝贵时间。成功实施机上急救,意义重大。在紧急情况下,能够迅速采取措施,为乘客提供必要的支持与安慰,进而减少伤害和损失。而且,这不仅能增强乘客对航空公司安全服务的信任,提升企业形象,还能有效控制伤势恶化,为专业医疗救助争取宝贵时间。此外,机上急救的宣传与实践,也有助于提升公众的安全意识和自救互救能力,从而构建安全和谐的社会。随着社会生活日益丰富,出行活动日益频繁,乘务员或地服人员掌握基本的急救常识是体现安全服务理念、提升服务质量的重要素质,这不仅是对乘客安全的保障,也是现代社会对每个人基本素质的要求。

【民航救护总则】

民航服务人员在处理急救情况时,不是诊断病情或进行预先治疗,而是提供必要的、基本的急救处理措施,直到专业医务人员到场。

二、基本急救原则 ✈

1 确保救援环境的安全性

在发生剧烈颠簸、火灾等紧急情况时,现场环境不利于开展急救工作,必须将伤病者转移至安全区域后再进行救治。

2 识别并应对危及生命的紧急状况

当遭遇危及生命的紧急情况时,应迅速识别,并立即采取必要的急救措施。优先开展生命救助工作,第一时间评估伤病者的呼吸、脉搏等生命体征,再根据实际情况,精准实施相应的急救操作。

3 现场工作人员职责与团队协作

每位现场工作人员都应承担起集体责任,确保迅速有效地处理紧急情况,并保持团队合作。处理流程包括:目击者迅速进行初步救助并传递信息,同时向负责人报告(如机长等),其他成员则迅速携带救护设备进行救援。

4 病情评估与伤病者舒适度

在评估病情时,需确保伤病者处于舒适且安静的状态。若条件允许,为其营造舒适的环境,有助于准确判断病情。同时,应及时控制现场秩序,避免无关人员围观、拍照或录像,此举既能防止引发恐慌,也能切实保护伤病者的隐私与心理健康。

5 伤病者陈述与病情监测

在急救过程中,绝不能忽视伤病者对自身疾病或伤痛的陈述。工作中需密切留意其潜在病痛及诱因,及时关注伤病者的感受,这有助于动态监测病情发展。若非绝对必要,切勿随意移动伤病者,应让其保持最适合病情或伤情的体位,以避免造成二次伤害。若需实施心肺复苏,则必须将伤病者转移至坚硬的地面上进行操作。

6 急救环境与资质要求

急救时,应尽可能为伤病者提供舒适的环境。若条件允许,可将其转移至更舒适或空间更宽敞的区域。同时需注意,未取得相关资质的工作人员严禁对伤病者实施皮下注射,注射器仅允许专业医护人员在急救过程中使用。

7 口服药物与医疗设备使用

只有告知伤病者并获得其同意后,方可给予口服药物。由伤病者本人或同行人员填写知情同意书,并确保至少有两名工作人员在场。飞机上配备的应急医疗设备,应由乘务员在医疗专业人员的指导下使用。其中,仅限医疗专业人员操作的医疗器械和处方药,必须严格由具备资质的医疗专业人员操作。此外,需完整记录相关证言证词。

8 伤病者隐私保护与围观管理

在实施急救时,需持续观察伤病者的意识状态及生命体征(包括脉搏、呼吸、血压和体温等)。在整个急救过程中,应密切监控生命体征变化,以便及时采取必要的急救措施。此外,讨论伤病者病情时,需避开伤病者本人及无关人员;谢绝新闻媒体采访,以保护伤病者隐私。若围观群众自称医生,应要求其出示相关证件,并详细记录其联系方式及所属单位信息。

9 急救过程管理与报告

工作人员在医生或符合资质的公司代表到达前,不得让伤病者独自与护士或其他医务人员共处,需全程陪同直至交接完成。在整个急救过程中,需实时掌握情况并填写紧急医学事件报告单,同时及时向相关负责人报告。若事件发生在飞机上,需通过塔台联络地面医疗支持。最后,需完成各类行政手续及文件记录工作,确保相关文书填写完整。

任务二 急救中的自我防护

一、救护人员须知

救护人员作为第一时间的急救实施者,应秉持救死扶伤的精神,鼓起勇气,树立信心。在专业医护人员抵达前,对伤病者采取必要的救护措施,防止其受到进一步伤害。同时,实施急救时须具备自我防护意识,尽量避免接触伤病者的体液。

二、自我防护的要求

(1)避免皮肤或口腔直接接触血液、伤口等。

(2)采取有效防护措施,防止皮肤直接接触伤病者的任何体液,建议使用机载卫生防疫包内的防护物品(如手套、消毒用品等)。

(3)佩戴口罩,强化卫生隔离效果。

(4)及时清洁被体液污染的物体表面。

(5)完成急救后,按标准流程尽快清洁双手。

(6)若救护人员在急救中接触到伤病者的体液,需立即用流动清水冲洗接触部位的皮肤或黏膜(如眼睛),并第一时间报告该事件。

【标准的手部清洁流程】

先用清水淋湿双手,再将洗手液均匀涂于双手各处皮肤,按照图1-1所示的步骤充分揉搓,最后用流动清水冲洗干净,并用洁净毛巾擦干。

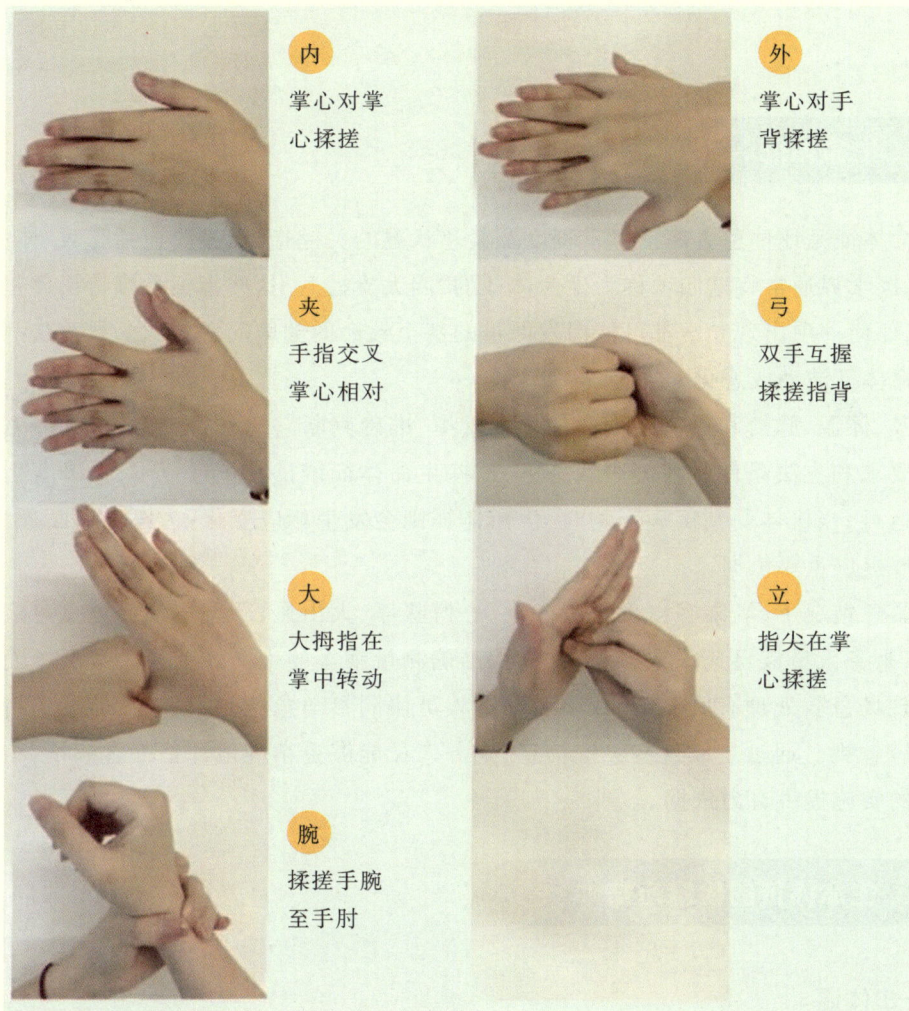

内 掌心对掌心揉搓	**外** 掌心对手背揉搓
夹 手指交叉掌心相对	**弓** 双手互握揉搓指背
大 大拇指在掌中转动	**立** 指尖在掌心揉搓
腕 揉搓手腕至手肘	

图1-1 标准手部清洁流程

三、给药原则 ✈

由于大部分工作人员不是专业的医务人员,给药应注意以下原则。

当有人因身体不适向现场工作人员提出用药需求时,工作人员应先向其提供药品说明书,要求伤病者仔细阅读并选择适合自身情况的药品。同时,工作人员需提前了解药品的名称、药效、是否在有效期内及有无变质;确认伤病者是否对该药物过敏,或是否曾使用过此类药物。此外,伤病者需填写知情同意书后方可用药。

任务三　急救的基础知识

一、生命体征

生命体征是评估患者病情严重程度及紧急状况的关键指标,主要包括呼吸、体温、脉搏和血压,医学界通常将这四项称为生命体征的"四大支柱"。这些指标是维持机体正常功能的基础,任何一项出现异常都可能引发严重的甚至致命的健康问题;反之,严重疾病也可能导致生命体征波动或恶化。

呼吸、体温、脉搏和血压是生命的基本支撑,准确判断它们是否正常,是开展急救工作的基本要求和先决条件。在健康状态下,这些生命体征维持在正常范围,保障着生理功能的正常运行;当机体受到疾病影响时,生命体征则会发生相应变化,为医生诊断病情、监测病程进展提供重要依据。

在紧急情况下,当乘客出现呼吸停止、心搏骤停、大出血、严重创伤或危重急症等危急状况时,乘务人员需迅速采取行动。此时,准确测量乘客的生命体征至关重要。而当危急情况经现场急救处理有所缓解,或多名乘务人员协同参与急救时,对生命体征的持续监测同样不容忽视。通过获取这些关键信息,乘务人员能够更精准地评估乘客病情,为后续急救措施的实施提供有力依据。

二、生命体征的检查方法

（一）体温

体温是指机体内部的温度,只有在正常体温下,机体才能进行正常的生理活动。人的正常体温是相对恒定的,但是许多因素可能会影响体温的正常调节功能,从而导致体温发生变化。

1 体温正常值

正常人的体温范围为36～37℃(腋测法),24小时内略有波动,一般情况下波动范围不超过1℃。

2 测量体温的方法

常见的体温测量方法有口测法、肛测法和腋测法,常用腋测法。

【不同程度的发热】

低热:37.3~38 ℃。

中等发热:38.1~39 ℃。

高热:39.1~41 ℃。

超高热:41 ℃以上。

(二)呼吸

呼吸是人体与环境进行气体交换的生理过程,通过吸入氧气、呼出二氧化碳来维持生命。正常人的呼吸方式主要有两种:以胸廓运动为主的胸式呼吸,以腹部运动为主的腹式呼吸。当胸腹部患病时,可能会导致呼吸方式发生改变。正常成人在静息状态下的呼吸频率为12~20次/分,新生儿(出生28天内)的呼吸频率通常为44次/分,且呼吸频率会随年龄增长而逐渐减慢。正常人在安静状态下,呼吸节律均匀且整齐。

1 影响因素

正常人在静息状态下,呼吸频率与深度均匀、平稳且有节律:呼吸频率为每分钟12~20次,呼吸率与脉率之比约为1:4。呼吸的频率和深浅度会因年龄、运动、情绪等因素而改变。例如,儿童的呼吸频率比成年人快,进行体力劳动或情绪激动时,呼吸频率也会增快。此外,呼吸的频率和深浅度还能受意识控制。

2 测量方法

观察患者胸部或腹部起伏次数,一吸一呼为一次,成人、儿童观察30秒,所测数字乘以2即得。危重患者呼吸微弱不易观察时,用少许棉花置于患者鼻孔前,观察棉花被吹动的次数,计数1分钟。

3 注意事项

(1)要在环境安静、患者情绪稳定时测量呼吸。

(2)测量时,应注意观察患者呼吸的节律和深度的变化。一旦发现呼吸异常,可能提示病情危重,需立即通过广播寻找医生乘客,并报告机长,同时联系地面做好抢救准备;若出现呼吸停止,需即刻施行心肺复苏。

4 呼吸的方式

呼吸分为胸式呼吸和腹式呼吸两种。以胸廓起伏运动为主的呼吸为胸式呼吸,多见于正常女性和年轻人,也可见于腹膜炎患者和一些急腹症患者;以腹部起伏运动为主的呼吸为腹式呼吸,多见于正常男性和儿童,也可见于胸膜炎患者。当人体进行呼吸时,两种呼吸方式均不同程度地同时存在。

5 异常的呼吸

1)呼吸频率的改变

(1)呼吸增快(>20次/分)。

① 生理因素：情绪激动、剧烈运动、进食、气温增高等。

② 病理因素：高热、缺氧、肺炎、哮喘、心力衰竭、贫血、甲状腺功能亢进等。一般情况下，体温每升高1℃，呼吸频率约增加4次/分。

（2）呼吸减慢（<12次/分）。

常见于颅内压增高、颅内肿瘤、麻醉剂或镇静剂使用过量等。

2）呼吸深度的改变

深而大的呼吸为严重的代谢性酸中毒、糖尿病酮症酸中毒、尿毒症酸中毒；浅而快的呼吸见于药物使用过量、肺气肿、电解质紊乱等。

3）血压测量

血压是指血管内血液对血管壁产生的侧压力。心脏收缩时将血液射入动脉，此时动脉压力达到最高值，称为收缩压；心脏舒张时血压下降至最低值，称为舒张压。机体不同血管的血压存在差异，其中动脉血压最高，毛细血管血压次之，静脉血压最低。通常所说的血压是指动脉血压，可通过水银血压计或电子血压计进行测量。

（1）测量步骤。

非医学专业人员建议使用电子血压计，正确的测量步骤如下。

【血压测量步骤】

第一步，患者取仰卧位或坐位（图1-2），休息5~10分钟，确保情绪平稳。

第二步，患者裸露被测的上臂，将其置于与心脏同一水平的位置。

第三步，将血压计袖带气囊贴紧皮肤绑于上臂，袖带下缘应距肘弯横纹上方2~3 cm。

第四步，开启电子血压计，按设备提示完成血压测量。

第五步，读取并记录测量结果，格式为"收缩压/舒张压"。

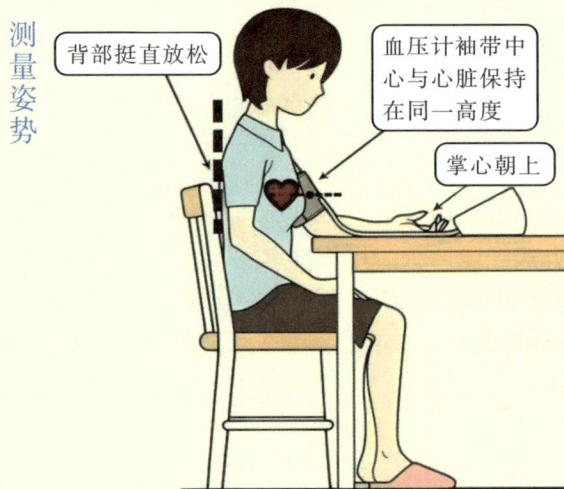

测量姿势

背部挺直放松

血压计袖带中心与心脏保持在同一高度

掌心朝上

图1-2　电子血压计测量姿势

（2）正常血压范围。

成人正常血压：收缩压 90～139 mmHg；舒张压 60～89 mmHg。儿童血压较成人低。

- 高血压：收缩压≥140 mmHg 和/或舒张压≥90 mmHg。
- 低血压：收缩压＜90 mmHg 和/或舒张压＜60 mmHg。

（3）血压测量注意事项。

定期检查血压计，关闭阀门后充气，若水银柱无法上升至顶部，提示存在水银量不足或漏气问题，该血压计禁止使用。

为避免血液重力影响测量结果，需确保心脏、肱动脉与血压计"0"点处于同一水平位置。

测量时，尽量做到"四定"，即定时间、定部位、定体位、定血压计，以确保所测结果准确。

若发现血压数值异常或听诊不清，需重新测量。操作步骤为：先排尽袖带内气体，使汞柱降至"0"点，稍作间隔后再次测量。

充气时不可用力过猛或超过标准压力，防止水银溢出。若水银柱出现气泡，需及时检修调试。

为偏瘫患者测血压时，应测量健侧肢，避免患侧因血液循环障碍导致测量结果无法真实反映血压动态。

血压测量易受运动、情绪、环境等影响，为减少误差，可间隔 1～2 分钟再次测量取平均值。

当患者出现出血性休克、心搏骤停等紧急状况，若脉搏细弱或无法触及，应优先实施急救，暂不进行血压测量，以免延误抢救时机。

三、判断病情轻重和危急程度

在医学上，除上述四大生命体征外，还有其他症状可以帮助施救者迅速判断病情的严重程度。

（一）有无意识

意识是人体对周围环境及自身的感知能力，是大脑高级神经中枢功能活动的综合体现。正常人意识清晰，反应敏捷准确，思维逻辑正常，语言表达流畅。凡能影响大脑功能活动的伤病皆会引起不同程度的意识改变，这种状态称为意识障碍。

【意识障碍的程度划分】

①嗜睡：轻度的意识障碍。患者呈睡眠状态，经轻度刺激可唤醒，醒后意识活动接近正常，能应答、配合检查。刺激停止后又恢复入睡。

②昏睡：较严重的意识障碍。须经强烈刺激方能唤醒，但很快又入睡。醒时回答问题含糊不清或答非所问，昏睡时随意运动明显减少或消失，但生理反

射存在。

③昏迷：严重的意识障碍，表现为意识丧失，不能被唤醒。根据对刺激反应和神经反射活动的不同，昏迷可分为浅昏迷（对疼痛刺激有反应）；深昏迷（刺激反应和神经反射活动均消失，大小便失禁）。

判断意识有无时，可通过语言呼唤、唤醒测试、疼痛刺激及反射活动检查来确定。若现场无医生，可暂不进行神经反射检查。

（二）瞳孔对光的反应

正常瞳孔在自然光线下直径为2～4毫米，两侧等大等圆，对光反应灵敏（遇光时瞳孔缩小）。若出现双侧瞳孔大小不等、散大或缩小，均提示病情严重；若双侧瞳孔散大且对光反射迟钝或消失，则为病危信号。

（三）皮肤的颜色和温度

人体可通过自动调节皮肤毛细血管开放数量及汗液分泌来散热，在不同的生理或病理状态下，皮肤有不同的表现。不同人种皮肤颜色不同，健康皮肤弹性良好、温度适宜、泌汗功能正常。人们常以"气色不错"来形容一个人身体很健康。皮肤的改变可反映不同疾病状态，具体如下。

1 颜色

苍白：多见于低体温、惊恐、贫血、休克等。

发红：多见于发热、阿托品中毒、煤气中毒、饮酒。

发绀：多见于缺氧、呼吸衰竭、先天性心脏病，以嘴唇、耳郭、面颊、肢端明显。

发黄：多见于肝胆疾病，以巩膜为明显。

2 温湿度和出汗

皮肤湿冷而大汗淋漓：多见于休克和虚脱。

干热无汗：多见于中暑。

3 皮肤弹性

弹性减弱：检查时选取手背或上臂内侧皮肤，用食指与拇指捏起后松开，正常皮肤皱褶会迅速复原；若弹性减弱，皱褶平复速度缓慢，常见于严重脱水。

弹性增加：多见于发热状态。

（四）四肢的活动能力

人体四肢的活动受中枢神经控制。如果四肢正常活动受限，出现麻木、无法受意念控制等异常表现，常提示中枢神经系统（大脑或脊髓）存在损伤。因此，观察四肢活动是否正常，是判断脑或脊髓是否受损的重要依据。

（五）呼吸道是否通畅

呼吸是人体四大生命体征之一,呼吸道通畅是维持正常呼吸的基础。呼吸道阻塞属于危急重症,可直接危及生命,常见原因包括气管支气管炎、肺炎、过敏性哮喘、气管异物梗阻等。

呼吸困难的典型表现为呼吸费力、张口抬肩、鼻翼扇动,多见于哮喘、气道梗阻、重症肺部疾病、心力衰竭、高原反应、窒息性毒物中毒等情况。

（六）疼痛的表现

上述五种体征或表现是客观的,而疼痛则是人体的一种主观感受。疼痛是人体痛觉系统对机体受到伤害的一种反应和警示,会引起机体一系列防御性保护反应。疼痛是危险的信号,促使人们紧急行动,避险去害。因此,对于原因不明的疼痛,尤其是在没有明确病情之前,不应轻易进行止痛处理。

各种伤害性刺激作用于人体,会引发疼痛感觉,同时机体也会对疼痛刺激产生一系列反应,如哭喊、躯体蜷曲、皱眉、肌肉紧张、心动过速、呼吸急促、大汗等,这些反应常伴随着强烈的情绪色彩。

1　疼痛原因

外伤:如撞伤、刀伤、电击伤、烫伤、化学烧伤等。

组织炎症:如关节炎、脑膜炎等。

机械压迫或牵拉:如颈椎病、腰椎间盘突出压迫神经,肿瘤压迫周围组织,肠绞痛等。

组织缺血:如心绞痛、心肌梗死、动脉栓塞、静脉血栓形成等。

2　疼痛分类

躯体疼痛:由躯体神经支配,定位明确,常为快痛、锐痛。

内脏疼痛:由自主神经支配,定位不明确,多为慢痛、钝痛。而且内脏疼痛除患病部位疼痛外,还可能引起其他部位的牵涉痛,如胆囊炎会引起右肩痛,心肌梗死会引发左肩或左上肢疼痛。

四、急救行动步骤

切记遵守急救行动原则,这一原则能帮助人们在最短时间内判断何种情况最为严重、最需优先救助,从而采取恰当的急救措施。具体原则如下:

- 确认环境安全;
- 询问检查;
- 情况判断;
- 特定场所急救处置;
- 急救处理。

（一）确认环境安全

在急救环境中，可能会存在各种危险，如处于严重颠簸的客舱、身处火场、在地震现场的建筑物内、在触电现场，或是身处水中等。如果不加以防范，急救人员和患者都可能受到环境伤害。因此，急救人员必须首先确认环境安全，才能展开救援，确保自身和患者的安全。

（二）询问检查

（1）告诉患者自己的身份：如"我是乘务员，为您提供帮助"。

（2）观察患者反应：若患者主动表达需要帮助，或没有反应，则立即提供援助。

（3）询问患者或监护人/旁人（当患者昏迷或不配合时）。

① 询问患者的主要症状及其持续时间；

② 了解患者的病史，以及是否有自备药物。

（4）进行必要的检查：重点关注患者的意识状态和生命体征（尤其是呼吸和脉搏），同时检查受伤和出血情况。

（5）在条件允许的情况下，检查患者的个人物品中是否有药品和个人疾病诊断记录（检查时需至少有两人在场）。

【医疗警示标志】

检查患者颈部或手腕上是否佩戴医疗警示标志，如图1-3所示。该标志能提供有关此人的已知医疗问题、医疗警示系列编号和24小时医疗报警电话号码等信息。

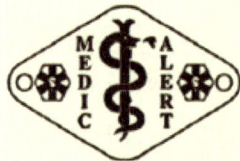

图1-3　医疗警示标志

（三）情况判断

（1）判断病情/伤情及其严重程度。

（2）判断可能需要的急救措施和设备。

（3）判断现场或空间是否适合急救处理。

（四）特定场所急救处置

下面主要介绍飞机、高铁等特定场所的急救处置流程。

（1）通知其他乘务员寻求协助。

（2）报告机长（或列车长）相关情况。

（3）如遇威胁生命的紧急情况，机长可能会提议进行非计划着陆，以尽快让患者接受专业医疗救治（同时联系着陆后的协助事项）。

（4）通过广播寻找医疗援助。

（5）利用客舱广播，寻找乘客中的专业医务人员。若未能找到专业医务人员或无法立即着陆，机长将与飞行控制台取得联系。

（6）准备好急救所需设备和物品。

（五）急救处理

（1）若现场或空间条件允许，应立即进行急救处理；若条件不允许，则尽快将患者转移至适宜的场所或空间。

（2）将患者置于最适宜的体位。

（3）若患者出现心搏骤停或生命垂危等迹象，应迅速进行CPR（AED）抢救。

（4）若情况并非上述情形，则按照相应的伤病进行急救处理。

五、客舱急救原则

客舱急救原则包括保证安全、防止感染、及时合理救护、心理支持和现场协作五个主要部分。

1 保证安全

在机舱环境内实施急救时，由于客舱空间狭窄、行李可能坠落、人员密集等危险因素的存在，情况较为复杂，施救者可能会面临受伤的风险。因此，乘务急救员在实施急救工作前，必须首先评估环境的安全性，确保环境有利于急救的开展，并且不会对施救者或伤病员的生命安全构成威胁。

2 防止感染

乘务急救员在进行急救工作时，首先要确保个人防护和伤病员的保护，特别是针对可能通过呼吸道传播和血液（体液）接触传播的疾病，必须采取必要的感染预防措施。主要措施如下。

（1）在处理伤病员时，乘务急救员应戴上医用（乳胶）手套，以防止直接接触血液或体液。

（2）如果条件允许，还应戴上医用外科口罩，以降低感染呼吸道传染病的风险。

（3）对于大量出血的外伤，应佩戴护目镜或防护罩，以避免血液飞溅入眼。

（4）在进行人工呼吸抢救时，要使用简易呼吸面罩（单向阀），以减少感染风险。

（5）在操作过程中，乘务急救员应避免用裸露的手触及伤口或沾满血液的敷料。

（6）处理完伤口后，所有污染物和废弃物应单独放置，并统一销毁，以防止污染扩散。

（7）完成伤口处理后，乘务急救员应使用肥皂和流动水彻底清洗双手，按照七步洗手法进行至少20秒的揉搓。

（8）如果乘务急救员不慎划破皮肤或体液溅入眼睛，应立即彻底冲洗相关部位，并尽快寻求航医的帮助，采取适当的免疫措施。

（9）在进行现场抢救时，应尽可能疏散人群，并划定一个安全的急救空间，以减少交叉感染的风险。

3 及时合理救护

如果现场安全，在落地之前或飞机未停稳时，不宜移动病情较重的伤病员；如果客舱环境存在危险因素，则不可盲目坚持在不安全的环境里救护，应立即划定安全的抢救区域再进一步救护。转运伤病员时应采取适当的搬运方式，不可拖拽，避免造成二次伤害（舱门开启后可用轮椅或担架转运）。伤势或病情较重的伤病员应避免进食、进水，以防止在后续的急诊手术麻醉中引发呕吐或造成窒息。

4 心理支持

在客舱环境中，伤病员因突发疾病或遭遇意外伤害，往往会出现情绪混乱或过度紧张的状态，如烦躁不安、情绪激动、反应冷漠，或是急切希望尽快下飞机等情况。此时，乘务急救员需立即关注伤病员的情绪变化，并采取以下保护措施。

（1）认真倾听伤病员的诉说，不要随意打断，可以用点头或简单应答等方式表示在听。

（2）用稳重、平和的语气与伤病员交流，确保他们能听到，但避免大声或使用命令式的语气。可以告诉他们："我们机组人员都受过严格的训练，会竭尽全力保障您的安全，请放心。"以此给予他们安全感。

（3）伤病员由于受到惊吓可能拒绝他人靠近，乘务急救员可以先和伤病员保持一定距离，等其允许后再靠近。

（4）要全程守护和安慰伤病员，直到舱门开启和地面专业医务人员到来。

（5）及时告诉伤病员即将采取的措施，让伤病员放心。

（6）舱门开启后，可协助伤病员与他们的亲友取得联系。

（7）在整个过程中，要注意保管好伤病员带入客舱的随身财物。

5 现场协作

（1）为了保障安全并有效实施急救，乘务急救员应尽力争取周围人员或乘务组其他成员的协助和支持。同时，他们应迅速判断伤病员的病情是否危及生命，并立即采取必要的处置措施。

（2）在判断并处理机上发生的疾病或意外之前，乘务急救员应首先向伤病员或其同行人员了解伤病员的病史。对于意识不清的伤病员，如果没有同行人员，乘务急救员应在第三者的见证下，寻找伤病员随身的病历或药品，以便进行急救处理。此外，乘务急救员应积极寻找机上的专业医务人员，以获取医疗援助。如遇紧急的危及生命的伤病员，应立即上报给机长，并尽快与地面取得联系。

（3）乘务长应通过广播询问客舱内是否有专业的医疗人员，并请求其提供帮助。

（4）乘务急救员应立即取来急救设备，如应急医疗药箱、氧气瓶、除颤仪等。在得到伤病员或其陪同者的许可之前，不得使用口服药物。

（5）乘务急救员应维护现场秩序，疏散或引导其他乘客，确保急救工作顺利进行。

（6）乘务急救员在必要时应帮助控制出血,如压迫止血等。如需实施心肺复苏,应两人分工合作。

（7）乘务急救员应密切观察伤病员的生命体征,并安抚伤病员,给予他们必要的心理支持。

（8）注意保护伤病员隐私,避免在其他乘客面前讨论病情,同时避免其他乘客围观。

（9）舱门开启后,乘务急救员应协助伤病员转运。病重或疑似患有传染病的伤病员下机后,应通知地面检疫机构对客舱进行消毒处理。

（10）如需请求其他乘客协助,乘务急救员应使用稳重、明确的语气,确保指令被准确执行。

（11）关于伤病员是否死亡,应由机场相关医务人员或具备资格的医疗机构进行认定。

（12）完成相应的行政步骤和相关文件记录,以确保急救工作的合规性和可追溯性。

【思考与练习】

实训任务:掌握基本生命体征的测量

任务准备

（1）准备基本生命体征测量工具若干套,包括急救箱(或托盘)、体温计(额温枪)、血压计(电子血压计)、挂表、听诊器、记录单、笔、棉球(测量呼吸时用)。

（2）全班同学分成若干个大组(6人或8人一组),各组选出组长1名。

学生分组信息表

班级		组号		指导老师	
组长		学号			
组员	姓名	学号	姓名	学号	

任务实施

每组分配一套测量工具,然后每两人组成一个小组,其中一人扮演乘务急救员,另一人扮演乘客,进行基本生命体征的测量练习,并在此过程中了解测量时的注意事项。

任务评价

姓名	学号			分值	自评得分
评价项目	评定标准				
学习态度	课堂表现良好,积极主动参与			10	
合作能力	小组分工合理、配合默契			20	
呼吸的测量	能准确规范地测量呼吸			10	
体温的测量	能准确规范地测量体温			10	
脉搏的测量	能准确规范地测量脉搏			10	
血压的测量	能准确规范地测量血压			10	
工作完整	按时完成任务			15	
模拟完整度	情境设置合理、完整,契合主题			15	
合计				100	
综合评价	小组自评(20%)	小组互评(30%)	教师评价(50%)	综合得分	

教学视频

✈ 情境导入

在公共场所和常见的交通工具上配置必要的救护设备,是社会发展的必然趋势。掌握这些救护设备的使用方法,是提供高效急救、减少人员伤亡和经济损失的重要保障。

某航空公司航班从上海虹桥机场起飞前往昆明。13:50,乘务员巡舱时发现31 H座一名两个月大的婴儿突发呕吐,伴随两眼翻白、呼吸急促症状,且该婴儿有低血糖病史。乘务员立即报告机长,同时通过客舱广播寻医。来自上海仁和医院和瑞金医院的4位上海援滇医疗队医生听到广播后,迅速穿过客舱过道赶到婴儿身旁,他们凭借丰富的专业经验,有条不紊地展开急救。与此同时,乘务组其他成员迅速从指定位置取出应急医疗箱和氧气瓶,第一时间送达医生手中,全力配合急救操作。在紧张的几分钟后,婴儿的瞳孔逐渐恢复了正常,心率检测显示为110次/分,暂时脱离危险。看到患儿转危为安,机上人员纷纷松了口气,周围乘客也露出欣慰的神情,低声互相安慰。14:45,飞机落地,机场救护车与医疗人员已在停机位等候。飞机停稳后,急救人员上机将婴儿安全接走。

✈ 学习目标

通过本模块的学习,学生应掌握应急医疗设备的适用范围及使用要求,能够根据现场情况,正确选择并使用应急医疗设备,能够按照标准操作流程正确使用AED(自动体外除颤器)。学生完成本模块内容的学习后能达到1+X乘务应急救护职业技能证书对应的考核标准要求。

任务一 常见的应急医疗设备

一、急救箱 ✈

目前很多公共场合(如大型商场)和交通工具上均配有急救箱(First Aid Kit),用于突发情况下对受伤人员进行止血、包扎、固定等应急处理。

表2-1所示为飞机在载客飞行中配备急救箱的数量规定。

表2-1　飞机在载客飞行中配备急救箱的数量规定

乘客座位数量	急救箱数量
100及以下	1
101~200	2
201~300	3
301~400	4
401~500	5
500以上	6

（一）急救箱内物品

通常急救箱内包含以下物品：敷料（纱布）、动脉止血带、医用剪刀、急救箱手册（含物品清单）、绷带（宽度5 cm、3 cm）、手部夹板、腿部夹板、医用橡胶手套、三角巾（带安全别针）、外用烧伤药膏、胶布（宽度2 cm、1 cm）、皮肤消毒剂及消毒棉、单向活瓣嘴对嘴复苏面罩、事件记录本或机上应急事件报告单等。急救箱及其箱内物品如图2-1所示。

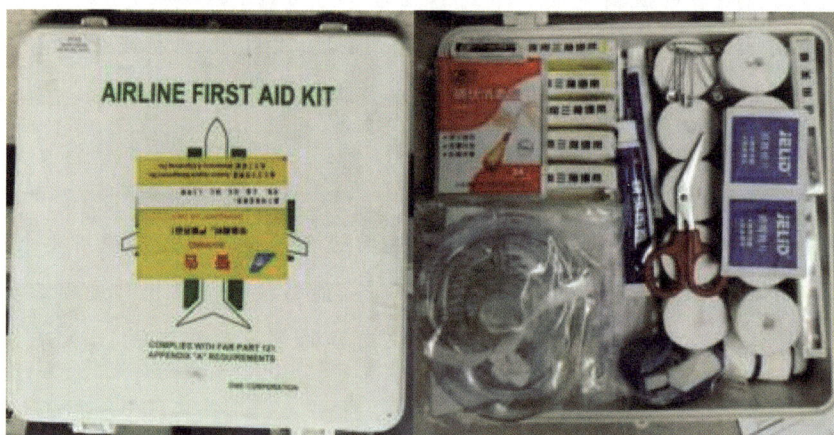

图2-1　急救箱及其箱内物品

表2-2所示为急救箱必备的医疗用品及数量。

表2-2　急救箱必备的医疗用品及数量

项目	数量
绷带5列（宽度3 cm）	5卷
绷带3列（宽度5 cm）	6卷
皮肤消毒剂及消毒棉	适量

项目	数量
敷料(纱布)10 cm×10 cm	10块
三角巾(带安全别针)	5条
动脉止血带	1条
外用烧伤药膏	3支
手部夹板	1副
腿部夹板	1副
胶布(宽度1 cm、2 cm)	各1卷
医用剪刀	1把
医用橡胶手套	2副
单向活瓣嘴对嘴复苏面罩	1个
急救箱手册(含物品清单)	1本
事件记录本或机上应急事件报告单	1本(若干页)

(二) 急救箱部分药(物)品及应用

(1) 烧烫伤膏:具有清热解毒、消肿止痛的功效,适用于轻度水、火烫伤。

(2) 消毒棉片:用于完整皮肤的消毒。

(3) 碘伏消毒液(棉棒装):适用于完整皮肤或小伤口周围皮肤的消毒。

(4) 绷带:由医用绷带按不同尺寸分割成小卷,主要用于伤口包扎固定,不直接接触创面。

(5) 敷料:经过消毒灭菌处理并规范包装的医用包扎材料,用于覆盖创伤面及其他损伤部位,产品表面需标注有效期。

(6) 三角巾:呈直角等边三角形的医用包扎材料,广泛适用于头部、面部、手掌、腹部、足部、踝关节、前额、耳部等部位的伤口包扎。

(7) 动脉止血带:适用于四肢大出血时的止血急救,仅在其他止血方法无效时使用。动脉止血带包括橡皮止血带(含橡皮带、橡皮条及一次性止血带)、气性止血带(如血压计袖带)和布质止血带等类型。

(8) 夹板:用于固定骨折部位的医用材料。按固定部位可分为手部夹板和腿部夹板;按材质可分为木质夹板、充气夹板和钢丝夹板等。

(9) 医用剪刀:不锈钢材质的圆头剪刀,主要用于急救时剪切医用敷料、伤口处衣物等。

(10) 皮肤消毒剂:包含碘类(如碘伏)、氯己定类(仅限完整皮肤使用)、季铵盐类或植物(中草药)类等非醇类消毒剂,适用于创面消毒。使用前需检查包装是否严密。

（11）单向活瓣嘴对嘴复苏面罩：用于实施心肺复苏时的人工呼吸。

急救箱部分药（物）品如图2-2所示。

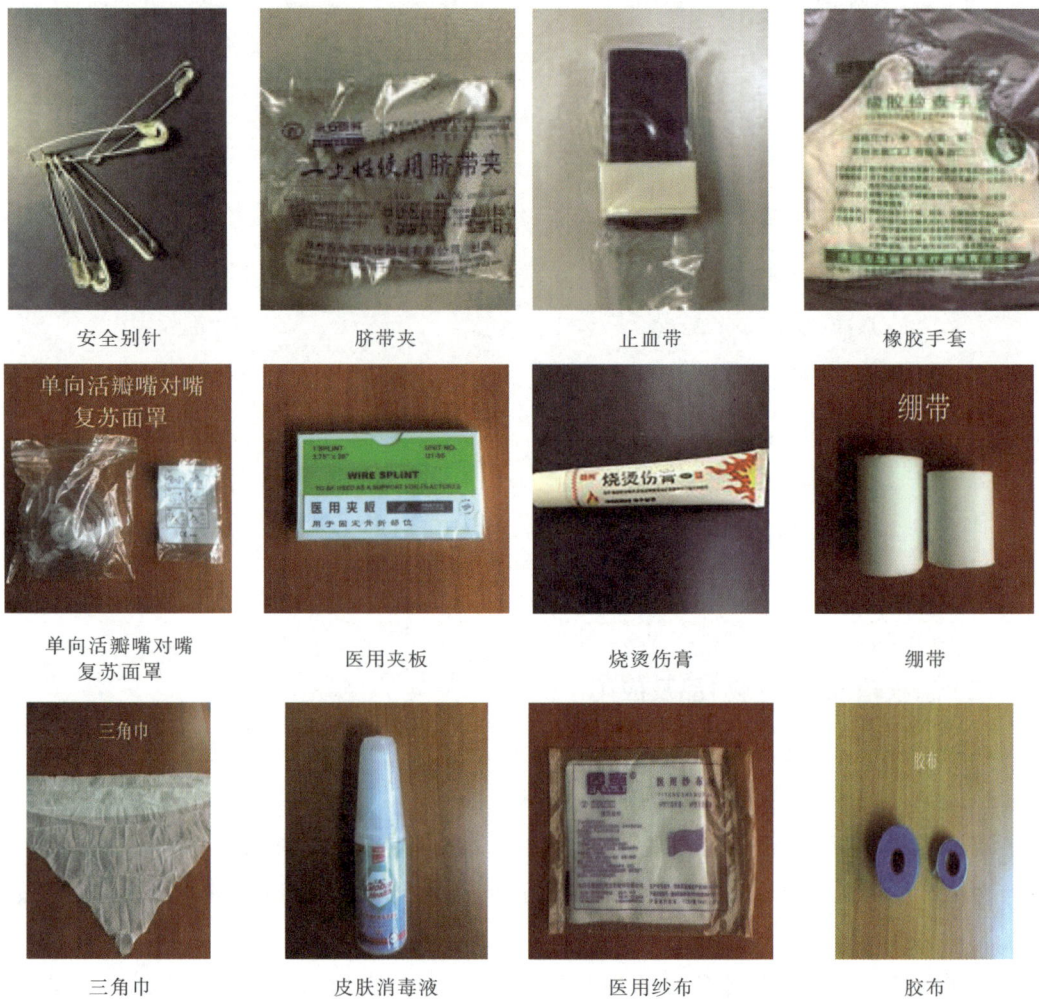

安全别针	脐带夹	止血带	橡胶手套
单向活瓣嘴对嘴复苏面罩	医用夹板	烧烫伤膏	绷带
三角巾	皮肤消毒液	医用纱布	胶布

图2-2　急救箱部分药（物）品

（三）急救箱检查及使用程序

（1）每日上岗后，工作人员应检查急救箱铅封情况及日期，如果发现铅封破损，应及时报告并督促相关人员进行更换，并将情况记录在应急设备记录本上。

（2）当出现烫伤处理、伤口消毒、止血、包扎、骨折固定、人工呼吸等情况时，可开启急救箱。

（3）已通过急救训练的乘务人员、持有相关证明的医疗专业人员，或在医疗人员现场指导下的其他人员，方可打开急救箱并使用内部物品。

（4）急救实施前，需由被救助者或其家属填写知情同意书。

（5）急救箱使用完毕后，负责人（如乘务长）需填写紧急医学事件报告单，以及医疗用品、药品和防疫物品清单,如实反馈使用情况。随后,由其他负责人(如机长)、参与急救的医生等分别签字确认,最后将填写完整的紧急医学事件报告放回急救箱内。

(6)使用后应填写应急设备记录本,记录箱内药品或其他物品的消耗情况。

(四)使用急救箱的注意事项

(1)急救箱由专门部门负责维护。若发现急救箱已启封,工作人员需在客舱设备记录本上做好记录;若在工作中使用了急救箱,应按要求上报使用原因,并对本次医疗救助事件进行详细记录。

(2)急救箱的配备标准与使用范围由公司卫生部门负责最终解释。

(3)急救箱属于机载应急设备,未达到使用条件切勿开启。

二、应急医疗箱

应急医疗箱用于突发情况下人员意外受伤或者医学急症的应急处理。

常见机上应急医疗箱如图2-3所示。

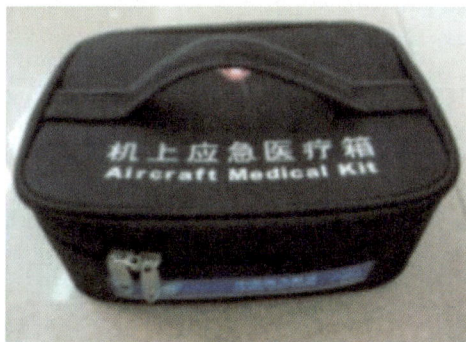

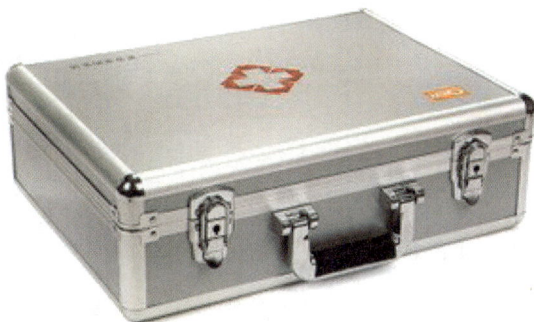

图2-3 常见机上应急医疗箱

使用应急医疗箱时应满足以下条件。

(1)仅在出现急重伤病乘客,且已通过广播寻得具有资质的医疗专业人员提供帮助,并经负责人(如机长等)同意后,方可开启使用。

(2)若有人要求打开应急医疗箱使用其内物品,需确认其医生身份,核验并记录相关证明文件。

(3)使用处方类药品时,需符合以下任一条件:由专业医疗急救人员诊断后指导使用;伤(患)者随身携带具有资质的医疗专业人员开具的处方;由具有资质的医疗专业人员现场及时使用,且需在知情同意书上签名确认。

应急医疗设备和药品使用知情书/使用记录卡如图2-4所示。

应急医疗设备和药品使用知情同意书/使用记录卡

本人因_____,在_____(填写地点或航班号)使用了由工作人员免费提供的药品(药品名称:_____)共(____)片,或医疗设备(设备名称:_____)。

我在服药(或使用应急医疗设备)前已阅读使用说明书,清楚了解该药或设备的使用方法和注意事项等,出现由于使用上述药品和/或医疗急救设备所导致的不良反应或症状,由本人负责。

使用人签名:_____

同行人签名(如需要):_____

医疗急救专业人员签名(如需要):_____

工作人员(或乘务员)签名:_____

其他开箱原因或情况备注:_____

_____

_____

年　　月　　日

图2-4　应急医疗设备和药品使用知情书/使用记录卡

应急医疗箱物品清单如表2-3所示。

表2-3　应急医疗箱物品清单

项　目	数　量	项　目	数　量
血压计	1个	注射器(2 mL、5 mL)	各2支
听诊器	1副	0.9%氯化钠溶液	250 mL
口咽气道	3种规格	盐酸苯海拉明注射液(医疗专业人员使用)	2支
静脉止血带	1根	硝酸甘油片(医疗专业人员使用)	10片
脐带夹	1个	乙酰水杨酸(阿司匹林)口服片	30片
医用口罩	2个	盐酸肾上腺素注射液(医疗专业人员使用)	2支
医用橡胶手套	2副	药品使用说明书及物品清单	1张
皮肤消毒剂	4片	知情同意书	1张
体温计(非水银式)	1支	事件记录本或应急事件报告单	1本
芬必得	1盒		

【应急医疗箱药物使用说明】

① 阿司匹林:用于轻、中度疼痛、发热及抗风湿治疗。消化道出血、血友病或血小板减少症患者及阿司匹林过敏者禁用。用法:必要时,一次1～2片,一天

1～3次。

②硝酸甘油:用于冠心病、心绞痛的治疗及预防,也可用于降低血压或治疗充血性心力衰竭。青光眼患者禁用。用法:一次0.25～0.5 mg,舌下含服,每5分钟可重复含服1片,直至疼痛缓解。如果15分钟内总量达3片后疼痛持续存在,应立即就医。可在活动或大便之前5～10分钟预防性使用,避免诱发心绞痛。

③盐酸肾上腺素:用于心搏骤停、过敏性休克患者的抢救,也可用于其他过敏性疾病(如支气管哮喘、荨麻疹等)的治疗。用法:皮下或肌内注射,成人0.5～1.0 mg/次,儿童每次0.02～0.03 mg/kg,必要时1～2小时后重复。静脉或心内注射,0.5～1.0 mg/次,以生理盐水稀释10倍后注射。

④盐酸苯海拉明:用于各种过敏性疾病及晕船、晕车等。用法:深部肌内注射,一次20 mg,一日1～2次。

⑤0.9%氯化钠溶液:用于冲洗伤口及输液等。用法:由医生根据需要而定。

⑥口咽器:用于急救时保持呼吸道通畅。用法:使用压舌板压制舌体,暴露咽喉部,采取顺插法将口咽器弯曲部朝下直接插入口腔至咽喉部。

⑦酒精片:外用于局部消毒。用法:撕开独立包装,取出棉片,单向擦拭需消毒的区域(避免来回摩擦),擦拭30秒后自然风干。

⑧芬必得:用于缓解轻度至中度疼痛,如关节痛、肌肉痛、神经痛、头痛、偏头痛、牙痛、痛经等,也可用于普通感冒或流行性感冒引起的发热。用法:成人每次1粒(300mg),整粒吞服(不可嚼碎);服药后1～2小时镇痛生效,解热持续6～8小时。

为了方便急救时工作人员使用,新版医疗箱采用"箱内箱"设计,内箱药(物)品分三个区域摆放,其中内箱为医疗人员专用。三个区域分别为盖板夹层、外箱区、内箱区(无医疗人员在场,切勿打开内箱)。

(1)盖板夹层。

盖板夹层包含以下物品:①知情同意书,2份,开箱需填写此单,填后留药箱内;②紧急医学事件报告单,1份,发生相应事件填写,填写后留药箱内;③物品清单,1份;④急救手册,1份。

(2)外箱区。

外箱区包含如下物品:①血压计,1台;②听诊器,1个;③医用口罩,2只;④医用手套,2副;⑤酒精棉片,4片,位于背板夹层;⑥电子体温计,1个;⑦脐带夹,1个;⑧芬必得,1盒。

(3)内箱区。

内箱中物品包括肾上腺素、苯海拉明针剂;阿司匹林、硝酸甘油片剂;生理盐水;注射器;口咽器;消毒棉棒等。

注意:无医务人员在场,切勿打开内箱。

三、卫生防疫包 ✈

民航卫生防疫包适用于客舱乘务员、航空安全员、地面保障人员,具体如下。

（1）防控客舱内流感等传染病原体传播。

（2）处置突发公共卫生事件,用于处理舱内人员产生的血液、尿液、呕吐物、分泌物等液体污物。

（3）在客舱,机组成员护理疑似传染病患者时,保护其免受生物危害物暴露。

每架民航客机配备卫生防疫包的数量标准如下:按乘客座位数,每 100 个座位至少配 1 个(不足 100 座时至少配 1 个)。卫生防疫包通常储存在头等舱行李架内、带有标记的储存柜,以及经济舱最后一排行李架内。

卫生防疫包存放位置如图 2-5 所示。

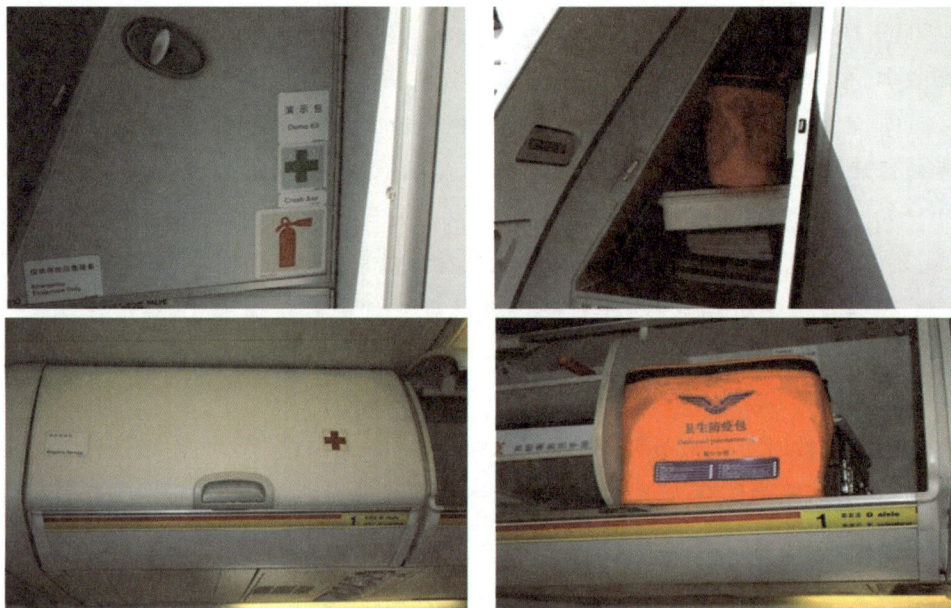

图 2-5　卫生防疫包存放位置

卫生防疫包及其包内常见物品如图 2-6 所示。

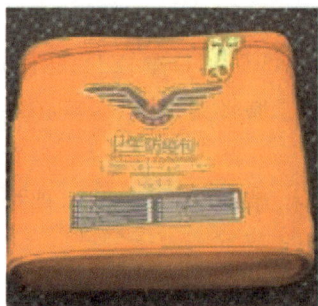

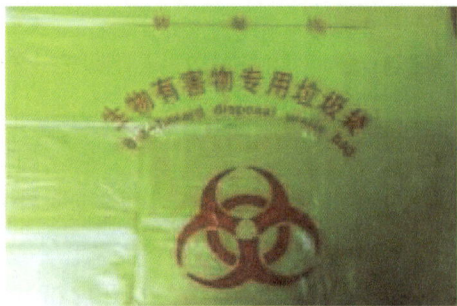

卫生防疫包　　　　　　　　　　　　生物有害物专用垃圾袋

图 2-6　卫生防疫包及其包内常见物品

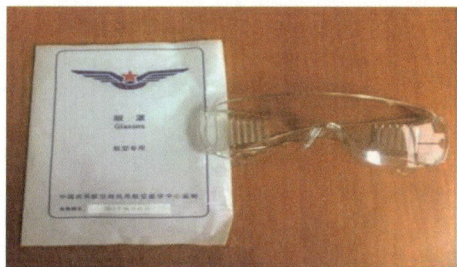

防护眼罩

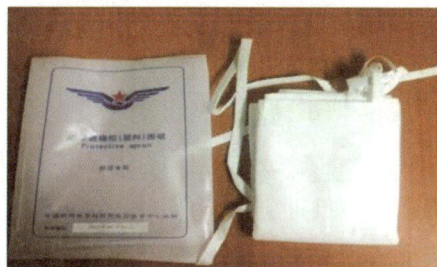

防渗透橡胶围裙

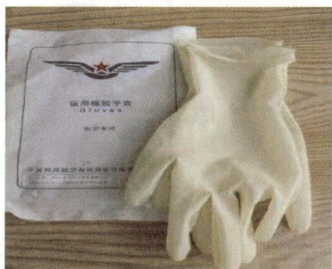

医用橡胶手套

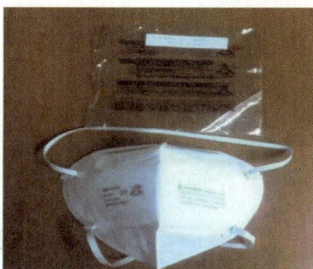

医用口罩

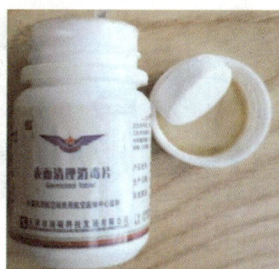

表面清理消毒片

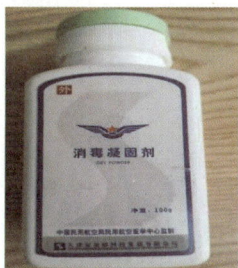

消毒凝固剂

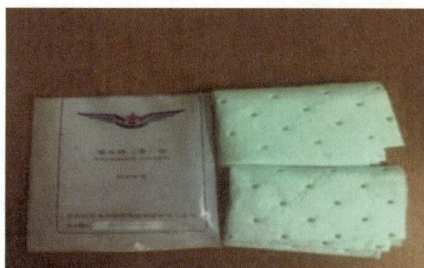

吸水纸

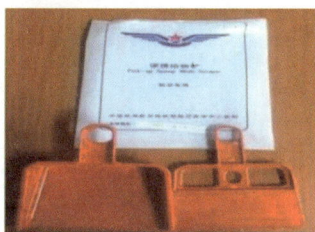

便携拾物铲

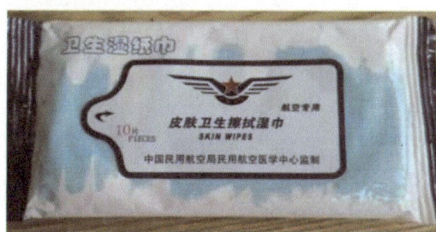

皮肤卫生擦拭湿巾

续图 2-6

卫生防疫包使用说明如下。

（1）依次穿戴医用口罩、防护眼罩、医用橡胶手套、防渗透橡胶围裙。

（2）配置消毒液（取1片表面清理消毒片放入250～500 mL清水中）。

（3）将消毒凝固剂均匀覆盖污物3～5分钟，使其凝胶固化。

（4）将凝胶固化的污物用拾物铲铲入生物有害物专用垃圾袋。

（5）用消毒液浸泡过的吸水纸（毛）巾对污物污染区进行2次消毒，每次5分钟，再用清水清洗2遍。将使用过的用品放入生物有害物专用垃圾袋。

（6）脱掉手套、防护围裙，用纸巾擦手消毒，再依次脱下医用眼罩、医用口罩，最后用皮肤卫生擦拭湿巾擦手及可能接触到污染物的部位。将使用过的防护用品放入生物有害物专用垃圾袋。

（7）填写"生物有害垃圾标签"，粘贴在垃圾袋封口处。

（8）垃圾袋暂放在适当位置，避免丢失、破损或污染餐食，通知地面接收。

（9）填写机上应急事件报告单。

穿戴个人防护用品顺序及脱掉个人防护用品顺序如图2-7、图2-8所示。

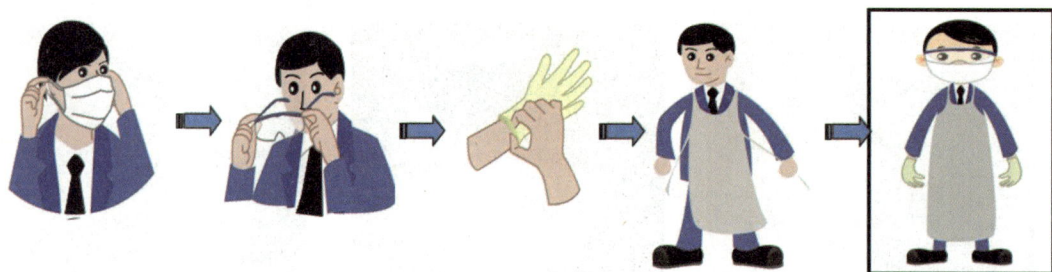

图2-7　穿戴个人防护用品顺序

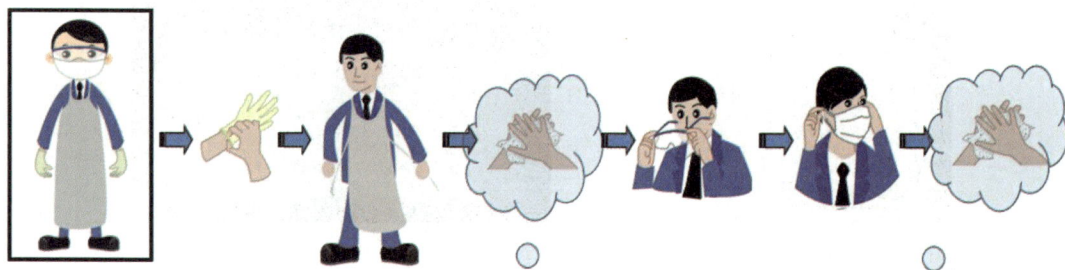

图2-8　脱掉个人防护用品顺序

卫生防疫包使用要求如下。

（1）做好台账和交接单的填写工作。

（2）禁止随意开封、使用、移动卫生防疫包。

表2-4所示为卫生处置用品与个人防护用品表。

表2-4　卫生处置用品与个人防护用品表

卫生处置用品	数量	个人防护用品及文件	数量
消毒凝固剂	100 g	医用口罩（N95口罩）	1副
表面清理消毒片	1～3g	防护眼罩	1副
皮肤卫生擦拭纸巾	10片	医用橡胶手套	2副
便携拾物铲	1套	防渗透橡胶（塑料）围裙	1条
生物有害物专用垃圾袋	1套	使用说明书	1份
吸水纸（毛）巾	2块	紧急医学事件报告单	1份

四、乘务长药箱

客舱乘务长药箱一般是由乘务长在执行航班任务前领取,通常是航空公司的延伸服务,主要用于满足乘客在飞行过程中医疗服务的需要。与急救箱、应急医疗箱和卫生防疫包不同,乘务长药箱不属于民航法规强制要求配备的机上医疗用品,因此,各航空公司没有统一的配备标准。乘务长药箱主要配备治疗各种常见病的非处方药、药品说明书、药物使用免责单等。比如退烧药、止泻药、止痛药、晕机药等用于缓解常见疾病症状,也有的会配有创可贴、碘伏棉签、酒精棉片等,用于处理小创伤和擦伤。

五、氧气瓶

在飞机正常飞行时,客舱通过空调增压系统自动维持与低海拔(1800～2400米)相似的空气压力和氧气浓度,该系统从发动机压缩空气中提取氧气,经温度、湿度调节后持续输入客舱,确保人员呼吸正常。除此之外,在发生客舱失压等紧急情况下,飞机上还有其他应急的供氧方式(表2-5)。

表2-5　民航飞机供氧方式

系统类型	服务对象	供氧场景	核心设备
乘客氧气系统	全体乘客	客舱失压(快速释压)	化学氧气发生器 + 下拉式面罩
便携式氧气瓶	特殊需求乘客	医疗急救、出现高空缺氧症状	低压氧气瓶(持续15～30分钟)
应急备用系统	飞行员	驾驶舱失压、烟雾/毒气侵入	独立高压氧气储备(驾驶舱)

飞机上的便携式氧气瓶(图2-9)主要用于飞行时在客舱内游动医疗救助,每个氧气瓶都是一个独立的氧气系统。

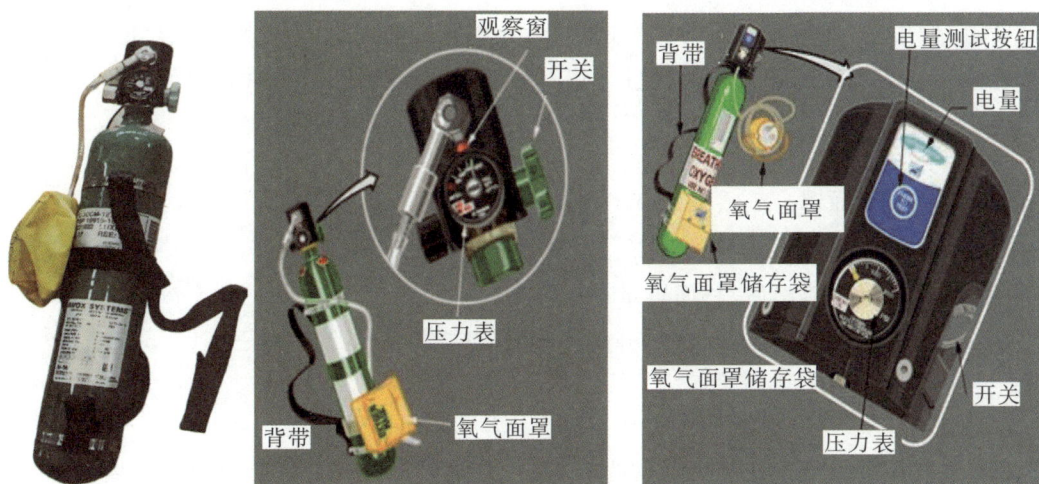

图2-9　氧气瓶

（一）航前检查

（1）氧气瓶位于指定位置且数量齐全。

（2）氧气瓶开关处于关闭状态。

（3）每个氧气瓶配有氧气面罩。

（4）氧气瓶压力指针在绿色安全区域（如未在绿色安全区域，报告主任乘务长/乘务长，请机务进一步核实放行标准的符合性）。

注意：B787-9机型配载的脉冲式手提氧气瓶的电量检测主要由机务人员完成。

（二）使用方法

1 双出口氧气瓶

（1）取出氧气面罩。

（2）选择需要的流量，插好接头。

（3）旋转开关阀门，确认氧气流出。

（4）将面罩罩在口鼻处。

（5）使用完毕后，旋转开关阀门，中断氧气输出。

2 单出口氧气瓶

（1）旋转开关阀门，打开氧气瓶。

（2）（如适用）开关打开后，观察窗会出现"2"或"4"的字样，"2"为低流量，"4"为高流量。

（3）（如适用）选择需要的流量，确保相应的数字完全出现在观察窗内。

（4）确认氧气面罩有氧气流出。

（5）将面罩罩在口鼻处。

（6）使用完毕后，旋转开关阀门，中断氧气输出。

注意：使用时，如果观察窗的数字偏移，会导致氧气的停止，因此除了注意使用时间外，还要注意不要随意触动开关阀门；超过"4"以后不要过度旋转开关手柄，避免引起伤害。

3 脉冲式氧气瓶

（1）取出氧气面罩。

（2）将"ON/OFF"开关调到"ON"位，氧气瓶启动后LED灯闪烁。

（3）确认有氧气流出后，将面罩罩在口鼻处。

（4）使用完毕后，将"ON/OFF"开关调到"OFF"位，中断氧气输出。

（三）注意事项

（1）氧气瓶的最低工作压力通常为150PSI，压力指针接近此区域时应停止供氧。

（2）不要摔打或撞击氧气瓶。

（3）为避免氧气与油脂接触，使用时要擦掉口红或润肤油。

（4）用氧区域3m内不能有火源。

（5）使用后，将氧气瓶放回支架内，在客舱设备记录本上填写使用的氧气瓶以便机务部门及时检查、更换。

（6）在使用手提氧气瓶时需要特别注意以下几点。

① 11 cuft（立方英尺）规格氧气瓶有效最低放行压力为750 PSI；因此，在使用氧气瓶时，当压力指针接近750PSI时，应更换下一个氧气瓶，确保机上手提氧气瓶满足飞机放行标准中的最低有效压力。

② 4.25 cuft（立方英尺）规格氧气瓶有效最低放行压力为1500 PSI；因其配备数量较少且容量有限，一旦使用应立即报告机长联系保障部门提前准备更换，以免影响后续航班运行。

③ 以上两点基于不影响后续航班运行考虑，如因救助生命、紧急情况实际需要，导致剩余有效压力氧气瓶数量少于该机型最低放行标准，乘务组应立即报告机长联系保障部门采取应对措施，以免影响后续航班运行。

【案例分析】

空中的救命设备

在北京飞往悉尼的航班上，一名老年乘客突然出现呼吸困难、脸色发白、嘴唇发紫。乘务员立即上前询问，得知该乘客是首次乘坐长途飞机，且患有高血压，已自行服药。乘务员随即广播寻找医生，恰好机上有一名澳大利亚医生。经检查，医生判断患者出现低血压症状，心跳也较微弱，当即决定进行输氧和输液。乘务员迅速备好氧气瓶与应急医疗箱，配合医生对患者展开救治。

飞机到达悉尼之后，乘客已经明显好转，并能够自行下机，并向这名医生和当班的乘务员表示了感谢。

任务二 自动体外除颤器

一、自动体外除颤器的定义

自动体外除颤器简称AED，是一种急救设备，可为心脏突发病症的第一目击者提供必要的救生工具，用于对无反应且无呼吸/异常呼吸的患者进行体外心脏除颤。

发生猝死（突然死亡）的最常见原因是心室纤颤（简称室颤），占比达80%以上。心室纤颤会导致心律失常、心搏骤停，使血液循环中断，无法为心脏输送足够氧气，进而造成心肌受损。除颤是终止室颤最有效的急救手段,且除颤时间越早,抢救成功率越高:若能在1分钟内进行除颤,成功率可达90%;每延迟1分钟,成功率便会下降7%~10%。

AED适用于无意识、无呼吸、无脉搏的患者。目前,越来越多的公共场所均已配置AED,如大型商场、机场、地铁站、民航客机等。

二、AED 的使用方法

(一)使用前检查

(1)外观良好(观察孔绿色灯3~4秒闪亮)。

(2)电池充足。

(3)工作正常。

(二)正确的操作步骤

(1)检查患者,如果患者呼吸、心跳停止(表现为无意识、不能正常呼吸且无血液循环的迹象,如无脉搏、不咳嗽、不能动弹),应迅速取出AED(图2-10)。

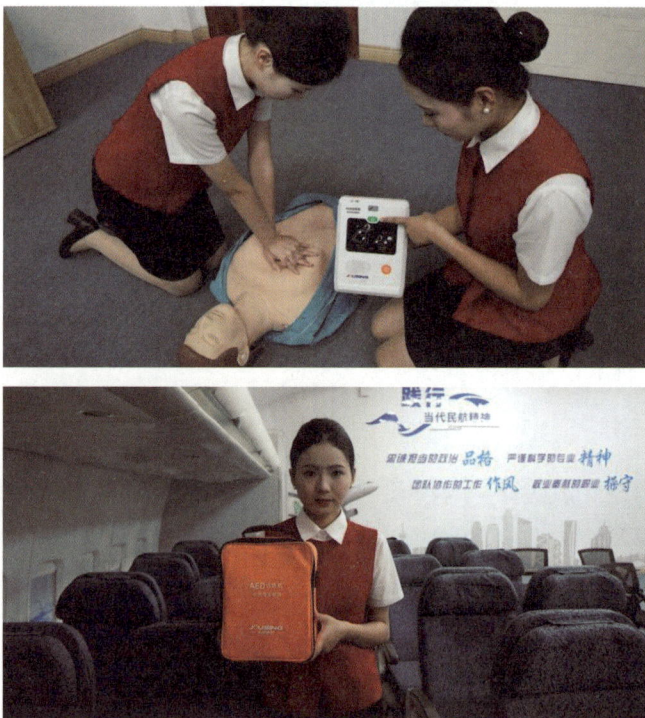

图2-10 取出AED

(2)打开自动体外除颤器(绿色显示屏闪亮)。设备会显示"CONNECT ELECTRODES"(连接电极片)的信息,并发出提示音,直至电极片连接到患者身上(图2-11)。

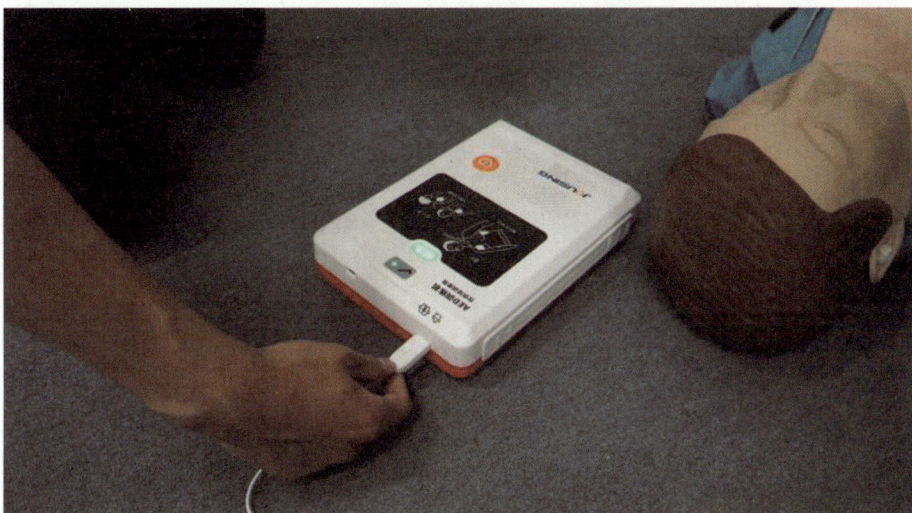

图 2-11 打开并连接自动体外除颤器

（3）将电极紧贴到患者胸部。

【贴电极前应先对患者进行检查】

· 将患者置于硬平面上，脱去其上身衣物。

· 清除周围的水及导电物质。

· 剃除电极片粘贴部位周围的多余毛发，注意避免划伤皮肤。

· 清洁皮肤表面，用毛巾或纱布擦拭干净。

· 不得在皮肤上涂抹酒精、安息香酊剂或麻醉剂。

确认患者身上无水分、无金属物品，且附近无打开的氧气瓶。

暴露患者胸部。移去电极与胸壁皮肤之间的所有物品。如患者体内有植入的起搏器等，应避免电极与之接触。切记，电极只能接触裸露皮肤。两块电极板分别贴在右胸上部和左胸左乳头外侧（图 2-12）。依据 2021 年版《心肺复苏指南》推荐，AED 电极片最佳的贴放位置为常规的前-外侧位（胸骨-心尖位），右（胸骨）电极片置于锁骨下方、胸骨右侧，心尖电极片置于左腋中线（与心电图 V6 导联位置齐平，即左侧腋中线与第 5 肋间交叉点），这个位置应该没有任何乳腺组织。重要的是，电极片要充分纵向放置在侧面。注意，两个电极片之间的距离至少为 10 cm。

（4）根据 AED 提示音操作。

AED 会自动开始分析心律，在必要时除颤。分析完毕后，AED 将会发出是否进行除颤的建议。当有除颤指征时，操作者应立即脱离与患者的接触，并告知周围其他人远离患者。（图 2-13）。

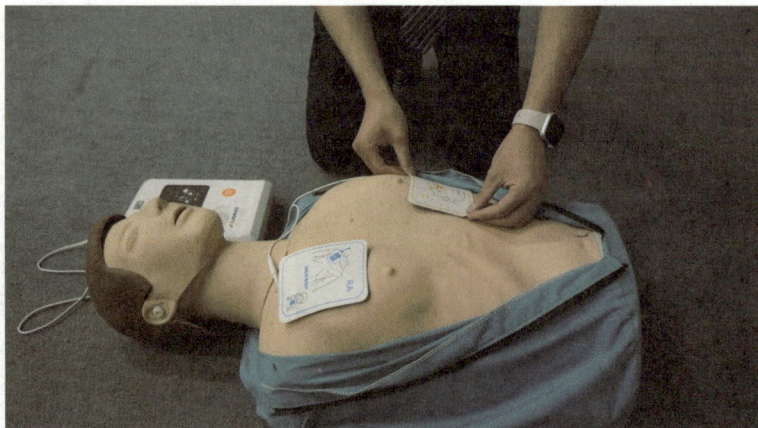

图 2-12　粘贴 AED 电极

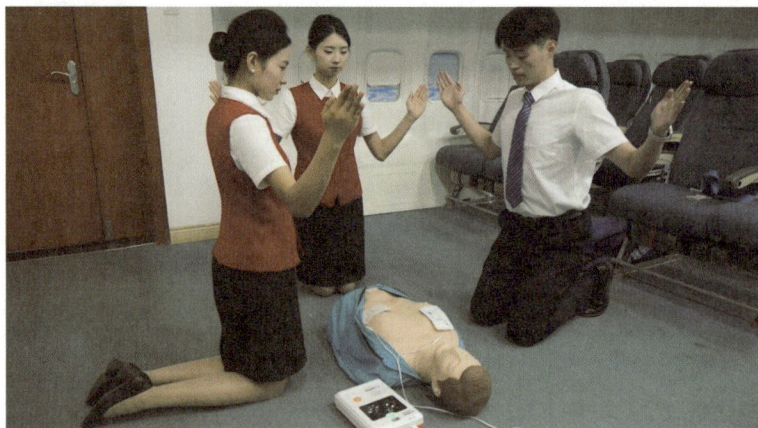

图 2-13　确认没有人触碰患者

（5）由操作者按下放电键除颤(图 2-14)。

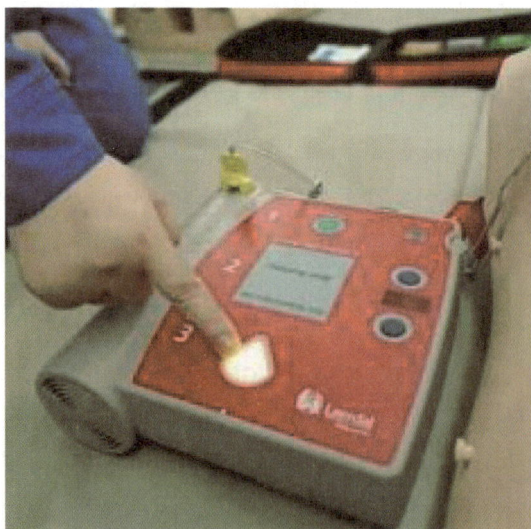

图 2-14　按下 AED 放电键进行除颤

（6）除颤结束后，AED会再次分析心律。若心律未恢复，操作者应继续进行心肺复苏，并根据设备的语音提示判断是否需要再次除颤（图2-15）。

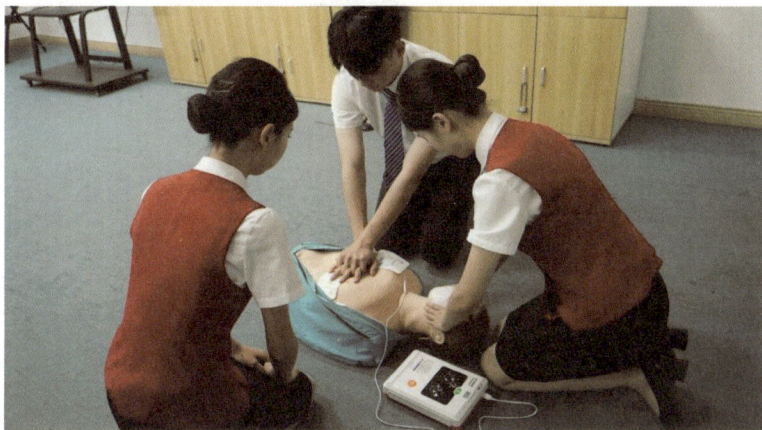

图2-15　继续进行心肺复苏

（7）若患者恢复意识，或出现血液循环及呼吸恢复的迹象，应让患者保持恢复姿势，并维持与自动体外除颤器的连接状态。

三、使用AED的注意事项

1　植入电气装置的干扰

除颤可能会干扰体内植入的电气装置，导致其故障。因此，应将治疗电极尽可能放置在远离这些植入装置的位置。除颤后，需检查体内植入的电气装置（如心脏起搏器等）是否正常工作。

2　小心触电危险

目前主流AED的最大除颤能量大多为360焦耳，当设备放电时，禁止触摸电极。如果在除颤期间有人触摸到患者、床或任何与患者相连的导电物质，均可能发生触电。因此，除颤前务必确保所有人远离患者、铁床及其他导电物质。

3　使用过程中的注意事项

（1）除颤器仅可连接于无意识、无呼吸且无脉搏的患者。

（2）需确保电极片牢固粘贴在患者裸露的胸部皮肤上，电极片与皮肤之间不得有任何物体（包括汗液、胸毛等）。

（3）在设备分析心律及准备电击前，必须确认无人接触患者。

（4）若患者正在吸氧，应关闭氧气设备并将其移离抢救区域。

当AED电量不足时，会持续提示"电量低"；但首次发出低电量报警时，设备至少还能完成10次电击。由于AED每2分钟分析一次是否需要电击，因此此时至少仍可正常工作20分钟。

实训任务：规范使用客舱急救设备——氧气瓶

任务背景

某班飞机起飞半小时后，一位乘客按响了乘务员呼叫铃。乘务长立即赶到该乘客座位旁，乘客表示自己有些胸闷、头晕。随后，乘务长取出体温计为其测量，发现该乘客体温达到38 ℃。在此过程中，乘客呼吸变得急促，还出现了呕吐症状。乘务长当即组织乘务员对该乘客展开客舱医疗救助。

任务要求

根据上述背景，分组模拟使用客舱急救设备。一组同学操作时，其余组的同学观看并记录，注意观察操作过程是否规范。

任务目标

（1）掌握氧气瓶的开启、压力检查及乘客供氧操作。

（2）模拟客舱应急供氧流程。

任务实施

（1）自行分组，每组6人，分别扮演机长（1人）、乘务长（1人）、乘务员（2人）、急病乘客（1人）和其他乘客（1人）。

（2）模拟上述场景，对急病乘客进行医疗救助。

（3）救助完成后，乘务员使用卫生防疫包清理客舱内的污染物。

任务考核

任务操作要点考核表

考核项目	任务内容	考核情况
飞行前检查	1.位于指定位置且数量正确	
	2.开关阀门处于关闭状态	

考核项目	任务内容	考核情况
飞行前检查	3.每个氧气瓶配有氧气面罩	
	4.压力指针在指定区域	
双出口氧气瓶使用方法	1.取出氧气面罩	
	2.选择需要的流量,插好接头	
	3.旋转开关阀门,确认氧气流出	
	4.将面罩罩在口鼻处	
	5.使用完毕后,旋转开关阀门,中断氧气输出	
单出口氧气瓶使用方法	1.旋转开关阀门,打开氧气瓶	
	2.(如适用)开关打开后,观察窗会出现"2"或者"4"的字样,"2"为低流量,"4"为高流量	
	3.(如适用)选择需要的流量,确保相应的数字完全出现在观察窗内	
	4.确认氧气面罩有氧气流出	
	5.将面罩罩在口鼻处	
	6.使用完毕后,旋转开关阀门,中断氧气输出	
氧气瓶使用注意事项	1.氧气瓶的最低工作压力为150PSI,压力指针接近此区域时应停止供氧	
	2.不要摔打或撞击氧气瓶	
	3.为避免氧气与油脂接触,使用时要擦掉口红或润肤油	
	4.用氧周围3m内不能有火源	
	5.使用后,将氧气瓶放回支架内,在客舱记录本上记录氧气瓶的使用情况,以便机务部门及时检查和更换	

续表

考核项目	任务内容	考核情况
氧气瓶使用注意事项	6.航班始发站为非航空公司基地时,机务仅提供基本的放行检查服务,无法更换手提氧气瓶等器材。因此,使用氧气瓶时需特别注意:11立方英尺规格的氧气瓶,放行标准为750PSI;当压力接近这一数值时,应及时更换下一个氧气瓶,以确保机上氧气瓶的压力符合飞机放行标准中的最低有效压力要求。若因救助生命等紧急情况,实际使用导致剩余氧气瓶的有效压力低于该机型最低放行标准,乘务组需立即报告机长,由机长联系保障部门准备应对措施,避免影响后续航班运行	

考核说明:

(1) 本次考核只考单人操作,每位学生考核时间为5分钟(学生实操时说明检查或使用方法及注意事项)。

(2) 由教师指定一种氧气瓶相关情景,学生根据指定情景进行实操考核。

(3) 答题规则:学生对氧气瓶进行"飞行前检查",学生使用教师指定的氧气瓶相关情景完成实操,并回答注意事项。

(4) 考核项目达标打"√",未达标打"×"。评定标准:1项(含)"×"成绩为优秀;4项(含)以内"×"成绩为合格;超过4项为不合格。

(5) 不合格者有一次补考机会,补考合格后标注为"补考合格"。

教学视频

情境导入

日常生活中，心脏急症是导致心搏骤停最常见的原因，而电击、淹溺、中毒及严重创伤等意外伤害，也可能引发呼吸、心搏骤停。一旦发生心搏骤停，必须争分夺秒，第一时间实施心肺复苏，才有可能挽救患者生命。

2020年，由成都飞往上海的航班上，一名60岁乘客突发心脏病。当天23时40分，乘务长接到后舱报告，称一名乘客在洗手间门口突然晕倒。她立即前往后舱了解情况，发现该乘客面色及唇色灰白，自主呼吸微弱，甲床未发紫，呼叫时有反应，舌下含服硝酸甘油。据陪同家属描述，该乘客有心脏病史，急需医疗救助。乘务长第一时间将患病乘客情况报告驾驶舱，机长得知后立即联系地面服务人员，要求航班落地后安排医疗救助并申请优先降落。与此同时，乘务组密切配合，一边通过广播寻找医生，一边依照航前准备会的特情处置预案分工，有条不紊地开展各项工作。拥有十多年飞行经验的乘务长按照心肺复苏急救处置程序对该乘客实施救助。

凌晨0时9分，飞机平稳降落在浦东机场。为便于医护人员第一时间进入客舱对患者进行救治，乘务长通过广播告知乘客，待医护人员上机后再有序下机。地面医护人员随即上机为该乘客进行检查，发现因机上救助及时，乘客情况已趋于稳定，各项体征指标正常，唇色转红，意识清醒。

紧急时刻，机组人员凭借过硬的业务技能、沉着的心理素质以及团队间的信任与配合，保障了乘客的安全；他们以浓浓的人文关怀和心理支持，温暖了乘客的出行之路。

学习目标

通过本模块学习，学生需掌握快速且准确判断生命体征的方法，学会启动应急反应系统，并熟练、规范地实施成人、儿童、婴儿的心肺复苏（CPR）操作流程。完成本模块学习后，学生应达到1+X空中乘务职业技能等级证书对应的考核标准。

任务一　基础生命支持流程

一、现场救护的重要性

当今社会,人们面临的危重急症、意外伤害及自然灾害发生率日益上升,威胁着人们的生命健康与安全。在院外场景中,"第一目击者"若能在事发现场对伤病者实施及时、有效的紧急救护,不仅可以挽救生命,还能减轻伤病者的伤残程度、缓解痛苦。现场处置后,迅速将伤病者送往就近医疗机构接受后续救治,这一系列院外急救行为,对保护人们的生命健康、维护社会稳定发挥着积极作用。

如果在伤病者心搏骤停后的4~6分钟内,"第一目击者"能当场为其实施心肺复苏,抢救成功率会比医生到达后再进行抢救高出5~6倍。心脏停搏4~6分钟时,大脑会出现不可逆损害,因此这4分钟被称为挽救生命的"黄金4分钟"。在伤病突发的现场,最初的几分钟到十几分钟是抢救危重伤病者的关键时段,被称作救命的"黄金时刻"。

【"第一目击者"】

"第一目击者"是指在现场为突发伤害或急危重症患者提供紧急救护的人员。作为"第一目击者",在医院急救人员到达现场前,需按照公认的急救规则,利用现场现有条件对伤病者实施基本急救措施。"第一目击者"具体包括:

(1)伤病者周边的人员;

(2)参加过救护培训并取得相关资格的人员;

(3)在事发现场运用所学救护知识和技能提供救助的人员。

二、呼吸系统与心血管系统

(一)呼吸系统

呼吸系统是人体与外界空气进行气体交换的一系列器官的总称。

呼吸道,由鼻、咽、喉、气管、支气管及其分支组成,是气体进出的通道。临床上常将鼻、咽、喉称为上呼吸道,气管及以下的气体通道(包括肺内各级支气管)称为下呼吸道。

肺,由大量肺泡、血管、淋巴管和神经构成,是人体的呼吸器官,在胚胎时期也是重要的造血器官。它位于胸腔内,左肺分为两叶,右肺分为三叶,覆盖于心脏之上。

膈肌,分隔胸腔与腹腔的重要呼吸肌,又称横膈,其周围为肌腹,中央为腱膜,功能占所有呼吸肌功能的60%～80%。

(二)心血管系统

心血管系统是循环系统的核心组成部分,由心脏、动脉、毛细血管、静脉及流动其中的血液构成。它是一个密闭的循环管道,血液在其中流动时,既能将氧、各类营养物质、激素等输送至器官和组织,又能把组织代谢产生的废物运送到排泄器官,从而维持机体内环境的稳态,保障新陈代谢的正常进行,以及维持正常的生命活动。

心脏具有自动节律性,且在神经系统调控下发生节律性收缩与舒张,为血液提供动力,确保其沿特定方向循环流动。

1 体循环

体循环开始于左心室。血液从左心室搏出后,流经主动脉及其派生的若干动脉分支,被输送至相应器官。动脉经多次分支,管径逐渐变细,血管数目逐渐增多,最终到达毛细血管。在此,血液通过细胞间液与组织细胞完成物质交换。血液中的氧和营养物质被组织吸收,而组织产生的二氧化碳及其他代谢产物则进入血液,使动脉血转变为静脉血。此间,静脉管径逐渐变粗,数目逐渐减少,直到最后所有静脉均汇集到上腔静脉和下腔静脉,血液由此回到右心房,从右心房再到右心室,从而完成了体循环过程。

2 肺循环

肺循环自右心室开始。静脉血被右心室搏出,经肺动脉到达肺泡周围的毛细血管网,在此排出二氧化碳,吸收新鲜氧气,使静脉血转变为动脉血,然后再经肺静脉流回左心房。左心房的血液流入左心室后,再通过体循环输送至全身各处。就这样通过体循环与肺循环的持续运转,完成了血液循环的重要任务。

3 毛细血管

动脉连接于心脏与毛细血管之间,将血液从心脏运至组织部位。静脉连接于毛细血管和心脏之间,收集血液并将其流回心脏。毛细血管连接动脉和静脉,交织成网。在这个由小动脉和小静脉之间的毛细血管网中,会进行血液与组织间的气体及物质交换。

【案例分析】

经济舱综合征

在洛杉矶至广州的航班上,飞机落地前约两小时,乘务员正进行早餐服务,一名身材较胖的中年男性乘客向乘务员反映他感觉有些不舒服,胸闷、头部发热。乘务员询问他是否因感冒发热,乘客表示不清楚原因。随后,乘务员为他递上白开水,建议他松开纽扣、皮带等紧身衣物,并将他调整到乘客较少的座位,让他躺下休息。当时,乘客猜测可能是旅途较长、久坐劳累且休息不足所致,觉得躺一会儿或许就会好转。其间,乘务员持续关注他的状况,不时询问是否有所好转,以及落地后是否需要轮椅协助。躺了一段时间后,乘客表示症状缓解了不少。陪同的家属也认为并无大碍,提到他平时身体状况不错,休息一下就好,不需要轮椅。

飞机落地后,这位乘客随其他乘客一同下机。就在此时,前舱乘务员突然听到廊桥上传来呼救声,出去查看发现,刚才那位乘客已晕倒在地,失去了意识。乘务组立即向机长报告,请求机场急救中心前来支援。与此同时,乘务员迅速对该乘客实施急救,经检查判断,其尚有呼吸但无意识。乘务组随即分工协作:有人取来氧气瓶为乘客吸氧,有人维持廊桥秩序,引导其他乘客有序下机。7～8分钟后,医护人员赶到,立即对乘客展开专业急救,随后将其送上救护车前往医院进一步救治。急救过程中,机组人员登记了该乘客、陪同家属及两名协助者的信息。事后从患病乘客家属处了解到,该乘客被确诊为深静脉血栓,即我们常说的经济舱综合征。幸因处置及时,才未造成严重后果。

任务二　心肺复苏概述、判断与操作

一、心肺复苏概述

(一)心肺复苏的定义

心肺复苏(cardio-pulmonary resuscitation,CPR)是针对心跳呼吸骤停者所采取的生命抢救措施。心肺复苏的方法包括人工呼吸、胸外按压、快速除颤等,目的是开放气道、恢复呼吸(肺复苏)和恢复循环(心复苏),通过按压胸部,可以将血液泵向脑部和心脏。其中成人基础生命支持(即复苏初级ABCD)为现场心肺复苏术的重中之重。

(二)心搏骤停

心搏骤停是指各种原因引起的、在未能预计的情况和时间内心脏突然停止搏动,从而导致有效心泵功能和有效循环突然中止,引起全身组织细胞严重缺血、缺氧和代谢障碍。心搏骤停一旦发生,如得不到及时抢救复苏,4～6分钟后会造成患者脑和其他重要器官组织的不可逆损害,因此心搏骤停后的心肺复苏必须在现场立即进行,为进一步抢救直至挽回患者生命赢得最宝贵的时间。

绝大多数患者无先兆症状,常突然发病。少数患者在发病前数分钟至数十分钟有头晕、乏力、心悸、胸闷等非特异性症状。心搏骤停的主要临床表现如下。

(1)神志突然丧失。

（2）大动脉搏动消失。

（3）呼吸停止。

（4）心音消失，血压为0。

（5）口唇及全身皮肤发绀或苍白。

（6）瞳孔散大。

（7）短暂的四肢抽动。

（8）大小便失禁。

【心搏骤停的严重后果】

心搏骤停3～5秒后：出现黑蒙。

心搏骤停5～10秒后：出现晕厥。

心搏骤停15秒左右：阿-斯综合征发作。

心搏骤停10～20秒：意识丧失。

心搏骤停30～60秒：瞳孔散大。

心搏骤停60秒：呼吸渐停止。

心搏骤停1～2分钟：瞳孔固定、二便失禁。

心搏骤停3分钟：开始出现脑水肿。

心搏骤停4分钟：开始出现脑细胞死亡。此4分钟即现场急救的"黄金4分钟"。

【心肺复苏成功率】

心肺复苏成功率与开始CPR的时间密切相关，每延误1分钟，抢救成功率降低约10%。

心搏骤停1分钟内实施CPR：复苏成功率≥90%。

心搏骤停4分钟内实施CPR：复苏成功率约60%。

心搏骤停6分钟内实施CPR：复苏成功率约40%。

心搏骤停8分钟内实施CPR：复苏成功率约20%，且侥幸存活者可能已脑死亡。

心搏骤停10分钟实施CPR：复苏成功率几乎为0。

对发生心搏骤停的患者在4分钟内进行心肺复苏，患者复苏成功率较高，因此这4分钟又称"黄金4分钟"。心搏骤停超过4分钟，患者的脑细胞就会受到不可逆的伤害，即使抢救过来，也可能已经发生脑死亡或者成为植物人。

二、实施心肺复苏的判断

实施现场心肺复苏，必须首先对有无意识、有无呼吸、有无脉搏进行快速判定。心跳、呼吸骤停的典型表现为突然意识丧失、呼吸停止、大动脉搏动消失，这三个关键判定特征（无意识、无呼吸、无脉搏）若同时伴双侧瞳孔散大、发绀、大小便失禁等征象，表现更显著。一旦明确判定，应立即实施心肺复苏。

三、心肺复苏的操作流程

（一）成人心肺复苏

1　确认现场环境安全，做好自我防护措施

判断患者意识，施救者用双手轻拍患者双肩，同时大声询问："喂！您怎么了？"检查患者是否有反应（图3-1）。如果患者没有反应，应立刻请人协助拨打"120"急救电话，并设法取来急救箱和AED（如果有条件）；如果是在飞行中则需立刻通知机长。

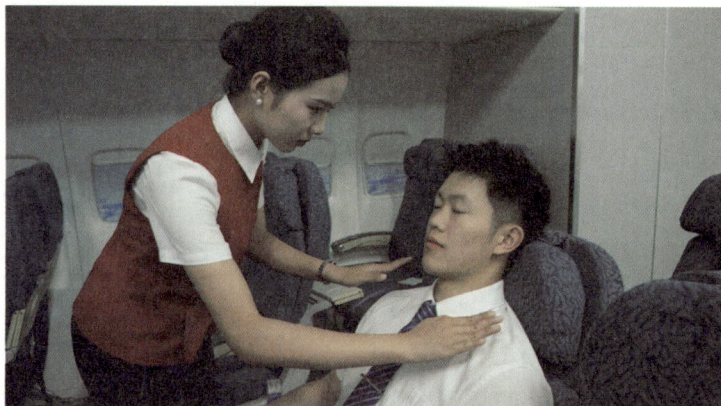

图3-1　判断意识

2　检查患者呼吸

轻轻打开气道（使患者耳垂与下巴的连线尽量与地面成90°），通过听、看、感觉的方式判断呼吸情况。扫视患者胸腹部有无上下起伏，持续观察5～10秒，如果胸廓没有起伏则说明呼吸停止了（图3-2）。

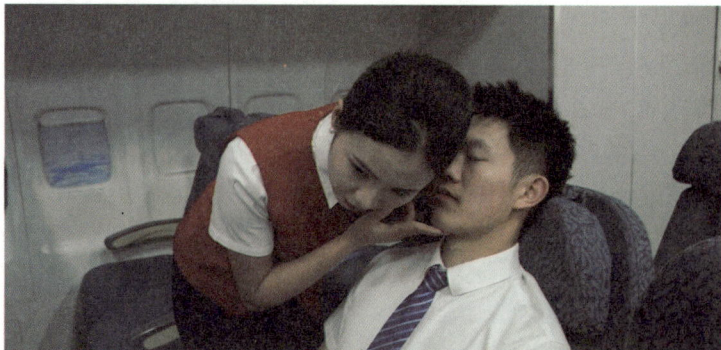

图3-2　检查患者呼吸

3 救护体位

将患者置于仰卧位(图3-3),使其仰卧于地面或硬板上。患者头、颈、躯干成直线,双手放于躯干两侧,施救者松解患者的衣领及裤带等。

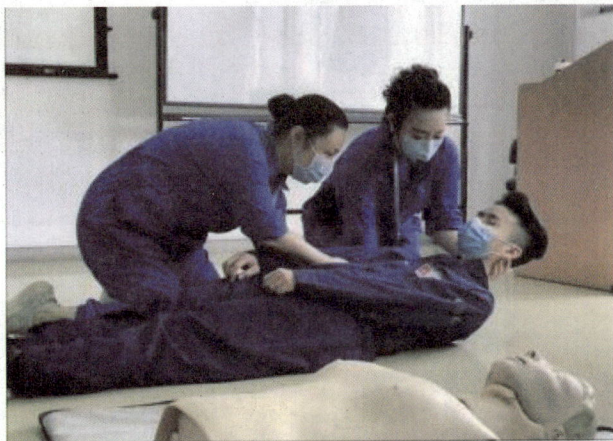

图3-3 将患者置于仰卧位

成人心肺复苏遵照CAB的操作顺序:C胸外按压(compression)→A开放气道(airway)→B人工呼吸(breathing)。

4 胸外心脏按压

患者仰卧在结实的平面上,施救者将患者多余的衣服脱掉进行胸外心脏按压,具体按压方法如下:按压位置为两乳头连线中点(胸骨中下1/3处),施救者双手掌根重叠(图3-4),保持肩、肘、腕关节呈垂直状态,借助上半身力量用力按压30次(按压频率为100~120次/分,按压深度至少5 cm),且每次按压后需让胸部回弹至正常位置。

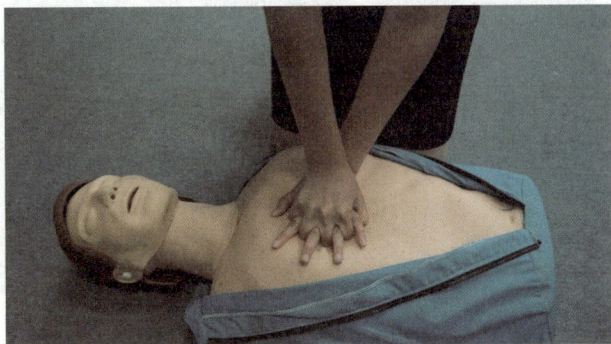

图3-4 心肺复苏按压手位

5 开放气道

施救者将患者头偏向一侧,清理其口鼻分泌物(图3-5),随后复位头部(图3-6)。使用仰头抬颏法打开气道(图3-7):一只手置于患者前额,另一只手放在颏部,使患者向后仰头并提起颏部,同时注意检查口腔内有无分泌物及假牙。

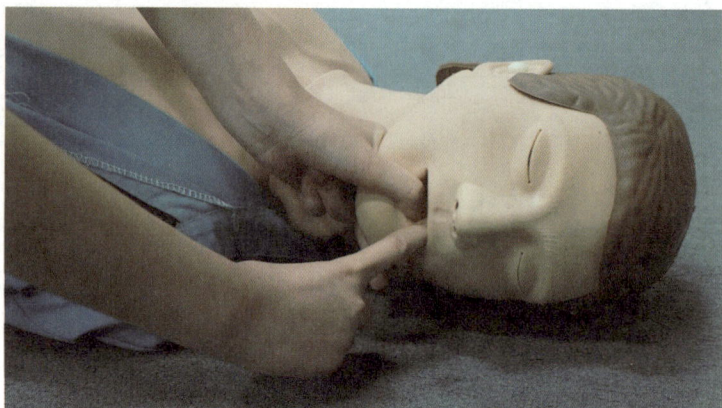

图 3-5　清洁口鼻异物

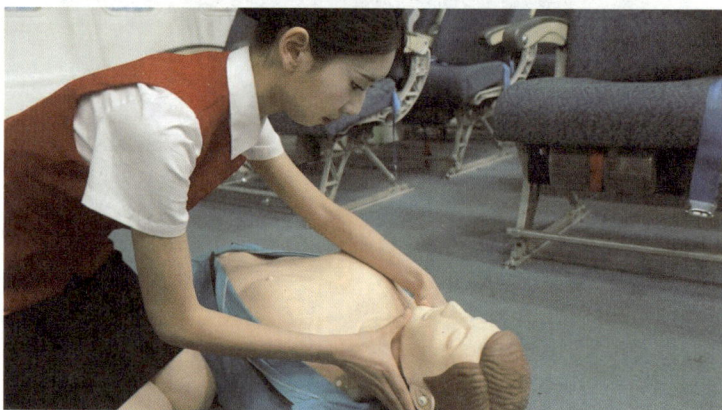

图 3-6　复位患者头部

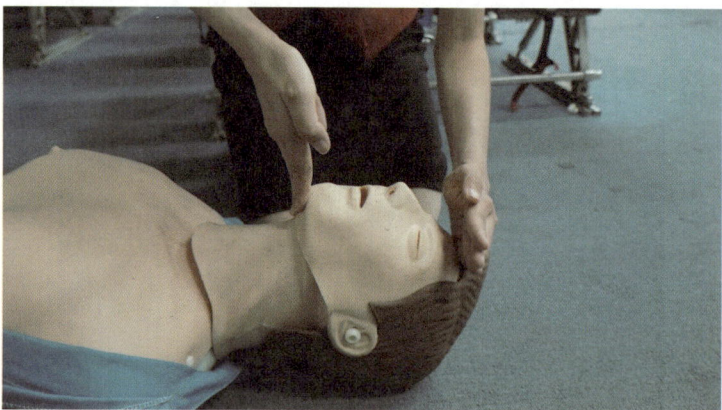

图 3-7　打开气道

6 人工呼吸

施救者将患者的鼻孔捏紧,用自己的口唇严密地包住患者口唇(确保不留空隙,避免漏气)(图 3-8);连续吹气 2 次,每次缓慢吹气约 1 秒,以能看到胸部升起为宜,注意不要过度用力。吹气结束后,松开患者口鼻。人工呼吸的频率为成人 8~10 次/分(可使用急救箱内的复苏面罩),没有呼吸保护装置时可只采取按压而不采取人工呼吸。

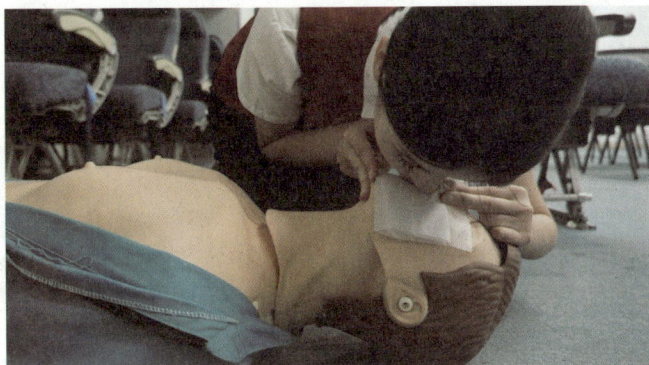

图 3-8 进行人工呼吸

7 持续进行 2 分钟高效心肺复苏

按照心脏按压与人工呼吸 30∶2 的比例操作,完成 5 个周期(每个周期从心脏按压开始,至人工呼吸结束)(图 3-9)。

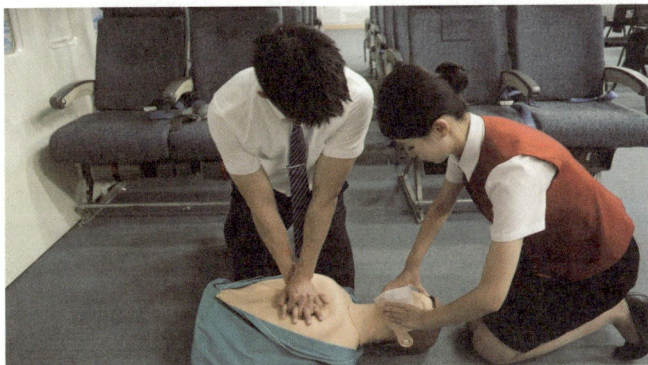

图 3-9 心脏按压与人工呼吸交替进行

8 判断呼吸、心跳是否恢复

若患者未恢复自主呼吸及心跳,则需继续进行心肺复苏,往复循环,直至达到终止心肺复苏的指征(如能听到呼吸音等)。若患者恢复自主呼吸及心跳,则将其置于侧卧复原体位(图 3-10),同时给予吸氧并注意保暖,等待进一步救治。

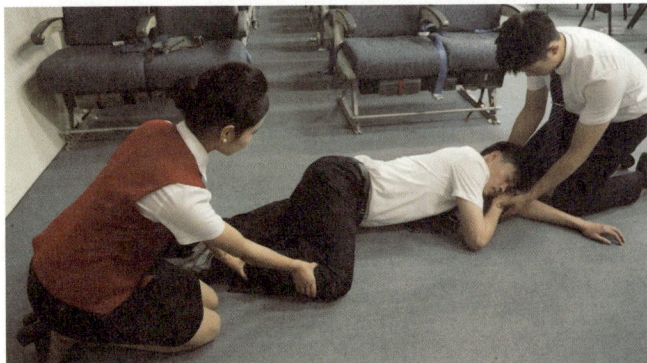

图 3-10 侧卧复原体位

【侧卧复原体位的操作流程】

侧卧复原体位的操作流程如图3-11所示。

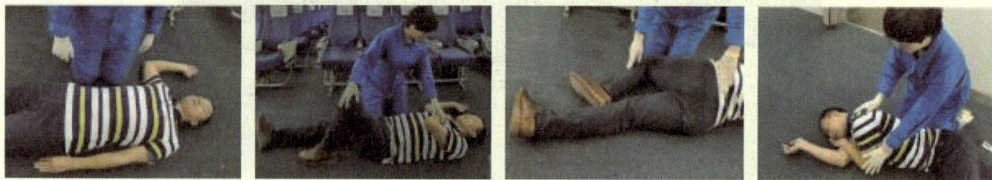

1.右手向上　　2.立左腿起　　3.向内翻动左膝盖　　4.左手垫在脸下

图3-11　侧卧复原体位

【判断心肺复苏救助成功的标准】

(1)患者面色、口唇、皮肤等转为红润。

(2)恢复可触及的动脉搏动及自主呼吸。

(3)意识恢复清醒。

【拓展阅读】

自动体外除颤器的应用

自动体外除颤器(AED)是国际急救界推崇的急救器械,现已被应用于现场抢救,且能被非专业救护人员使用,包括巡逻警察、消防人员乃至普通民众。2004年美国联邦航空总署规定,大型客机都必须配备AED,机组人员需要接受操作训练,我国飞往美国的航班均已配备该设备。AED操作简便,非医务人员仅需十几分钟的培训就能掌握,救护人员完全可按照语音提示进行规范操作。

近十年来,大量实践与研究资料显示,在抢救心搏骤停患者及其他猝死者时,早期实施心肺复苏固然重要,但心肺复苏对早期致死性的心室颤动(简称室颤)并无直接除颤效果。而待十几分钟后专业人员携带心脏除颤仪赶到进行除颤,往往为时已晚,难以取得成效。若能在现场尽早使用心脏除颤仪除颤,将显著提高心搏骤停患者的抢救成功率。

(二)儿童/婴儿心肺复苏

❶ 意识判断

判断儿童意识时,需先确认现场安全,再检查其是否有正常呼吸,步骤与成人相同;对于婴儿,可通过拍打足底来判断其意识状态。随后,按照胸外按压与人工呼吸30∶2的比例,开展心肺复苏循环,每完成一组30次胸外按压和2次人工呼吸为一个周期。

2 按压方法

儿童心肺复苏的按压方法：按压部位与成人一致，位于胸部正中、两乳头连线水平处。操作时，施救者将单手掌根置于按压位置进行按压，按压过程中手不得离开患儿胸部，且要确保每次按压后胸廓能够充分回弹（图3-12）。

婴儿心肺复苏的按压方法：按压部位在胸部正中、两乳头连线中点下方的水平位置。施救者将食指和中指并拢，置于两乳头连线中点下方一指宽处进行按压；另外，施救者还可以将双手环绕婴儿胸部，确保稳定支撑，并使用双手拇指进行按压（图3-13）。

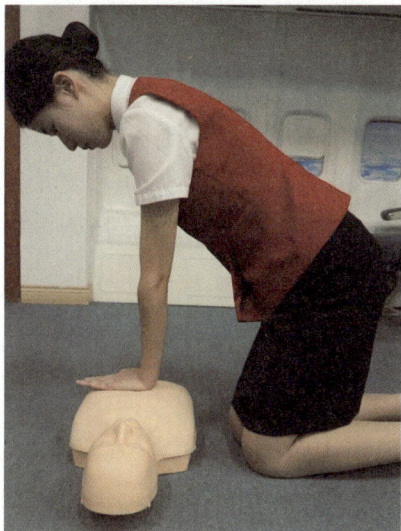

图 3-12 儿童 CPR 单手按压方法

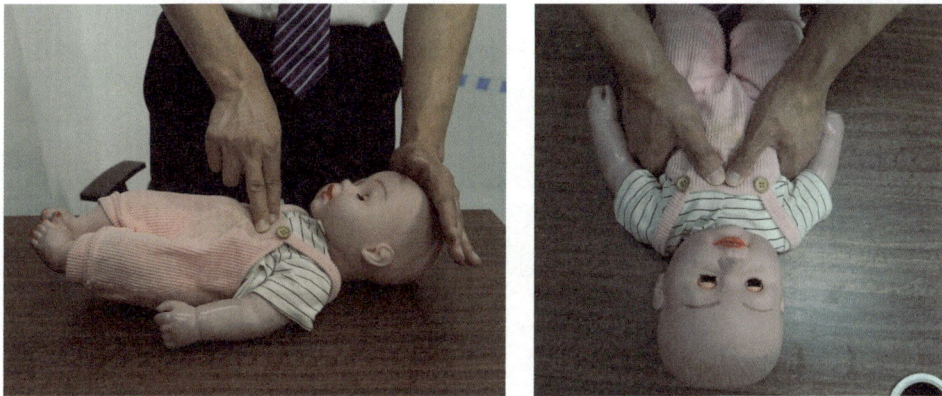

图 3-13 婴儿心肺复苏的两种按压手法

3 按压频率

儿童每分钟按压 100～120 次；婴儿每分钟按压约 120 次。

4 按压深度

儿童按压深度为 5 cm；婴儿按压深度为 4 cm。

5 循环周期

在对儿童或婴儿进行心肺复苏时，若为单人操作，按压与人工呼吸的比例为30∶2（即每进行30次胸外按压后，给予2次人工呼吸）；若为双人操作，则按压与人工呼吸的比例为15∶2（即每进行15次胸外按压后，给予2次人工呼吸）。无论单人还是双人操作，均应连续完成5个这样的周期。

（三）高质量的心肺复苏标准

《2020年美国心脏协会心肺复苏及心血管急救指南》中提出了高质量心肺复苏的五个

标准,具体如下。

1 足够的深度

按压深度需达到足够水平,以确保有效的心脏泵血。成人按压深度为5～6 cm,儿童为胸廓前后径的1/3(约5 cm),婴儿为胸廓前后径的1/3(约4 cm)。过浅的按压无法产生足够的心排血量,而过深的按压则可能导致肋骨骨折或胸内脏器损伤。

2 足够的速度

按压频率需控制在每分钟100～120次。过快或过慢的按压频率均会影响心排血量和冠状动脉灌注,从而降低复苏成功率。

3 胸廓充分回弹

每次按压后,胸廓须完全回弹,以确保心脏在放松阶段能够充分充盈血液。施救者应避免在按压间隙倚靠在患者胸壁上,以免影响胸廓回弹。

4 减少按压中断

按压中断会显著降低复苏效果。应尽量减少按压中断时间,中断时间控制在10秒以内,并确保按压分数(CCF,即按压时间占整个CPR时间的比例)大于60%。

5 避免过度通气

过度通气会导致胸腔内压力升高,减少静脉回流和心排血量,从而降低复苏效果。建议每次通气时,胸廓微微隆起即可,避免过度吹气。

【案例分析】

跑赢"死神"的徒手技术

某航班由大连飞往西安,用餐时间,一位乘客突然急切地按响呼唤铃。后舱乘务员立即上前询问,该乘客表示自己的母亲感觉难受。乘务员检查后发现,老人意识模糊,自述不适,面色苍白且伴有冷汗。经询问家属得知,老人有糖尿病、冠心病既往病史。

乘务员当即向乘务长和机长报告,同时广播寻找医生但未找到。乘务长迅速组织乘务员疏散周围乘客,将老人调整为头低脚高位,打开氧气瓶为其吸氧并采取保暖措施,还询问家属是否随身携带药品,同时持续监测老人的生命体征(意识、呼吸、脉搏、体温)并及时上报。

10分钟后,老人出现烦躁不安、呼吸不稳等症状,且呼吸逐渐微弱,意识逐渐丧失,对交流无任何反应,随后呼吸停止。确认老人无呼吸后,乘务长立即指挥组员将其移至地板平躺,开始实施心肺复苏(CPR):先进行30次胸外按压,随后组员取来急救箱,使用呼吸面罩进行2次人工呼吸。之后由两名组员按30:2的按压与吹气比例持续施救,其间实时观察老人的呼吸和意识状态,并及时向机长汇报机上救护情况。机长同步联系地面,安排救护车待命。

乘务组紧密配合,持续实施心肺复苏近30分钟。飞机落地后,老人缓缓睁开眼睛,家属见老人苏醒,激动得热泪盈眶,拉着乘务长的手不停地鞠躬致谢。

成人、儿童、婴儿CPR总结表如表3-1所示。

表3-1 成人、儿童、婴儿CPR总结表

分类		项目		
		成人 (青春期以后)	儿童 (1岁至12岁)	婴儿 (出生至1周岁)
现场安全		发现有人晕倒,首先确保现场对施救者和患者均是安全的		
判断意识		轻拍双肩、呼喊	轻拍双肩、呼喊	拍打足底
识别心搏骤停		检查患者有无反应,时间为5~10秒,同时检查呼吸,若无呼吸或仅是濒死叹息样呼吸,立即实施人工心肺复苏		
胸外按压	CPR步骤	C—A—B	A—B—C 此步骤适用于溺水者	
	按压部位	胸部正中乳头连线水平(胸骨下1/3处)	胸部正中乳头连线中点 下方一指处	
	手的位置	将双手掌根叠放到胸骨的下半部(双乳头连线中点)	一只手掌根放在胸骨的下半部(双乳头连线中点)	单手食指中指按压乳头连线中点下一横指处,或双手两拇指按压胸骨下1/3处
	按压深度	至少5 cm(但不应超过6 cm)	至少为胸部前后径的1/3(约5 cm)	至少为胸部前后径的1/3(约4 cm)
	按压频率	以100~120次/分的速率持续按压,每6秒给予1次呼吸(每分钟10次呼吸);100~120次/分(15~18秒内完成30次按压)		
人工呼吸	开放气道	头后仰约90°角	头后仰约60°角	头后仰约30°角
	吹气方式	口对口或口对鼻		口对口鼻
	吹气量	胸廓略隆起		
	吹气时间	吹气持续约1秒		
按压/吹气比		30:2	30:2(单人操作) 15:2(双人操作)	30:2(单人操作) 15:2(双人操作)

【思考与练习】

实训任务:心肺复苏

任务目标

(1)掌握飞机狭窄空间内心肺复苏(CPR)的标准化操作流程。

(2)熟悉航空急救箱设备使用及机组协同配合要点。

(3)提升高空应急场景下的决策能力与心理素质。

任务准备

(1)场地与设备。

模拟机舱环境(座椅布局、过道空间)。

航空急救箱(含AED、呼吸面罩、一次性手套等)、模拟假人、血压计。

(2)角色分配。

施救者:1人(主导CPR操作)。

助手:1人(协助取设备、记录时间、与机组沟通)。

观察员:1人(监督流程、评分)。

评分标准

考核项目	总分	分解分析	技术操作要求
施救者准备	10	10	仪表端庄,服装整洁(衣帽鞋),修剪指甲
计划	10	5	复苏目标:操作快速,有效恢复患者的呼吸、循环及意识
		5	现场安全性判断:查看周围环境是否安全
评估患者及呼救	25	5	判断患者意识:轻拍患者肩部并在其两侧呼唤"同志,你怎么了?",口述判断结果
		15	判断患者呼吸、颈动脉搏动:通过观察患者胸部有无起伏判断呼吸(无起伏即表示呼吸停止);判断呼吸的同时,施救者用食指和中指指尖触及患者气管正中部(约喉结位置),再向旁侧移动两指(或向同侧下方滑动2~3厘米),至胸锁乳突肌前缘凹陷处触摸颈动脉搏动。判断时间<10秒

考核项目	总分	分解分析	技术操作要求
评估患者及呼救	25	5	如果患者无意识、无呼吸且无脉搏,应立即大声呼救以寻求他人帮助。呼喊内容参考:"来人啊! 救命! 请拨打120(或通知医生),并准备除颤器。"随后立即实施心肺复苏(操作步骤:C—A—B)
操作要点	55	20	胸外心脏按压:C ①体位摆放:患者仰卧在坚实平面上(外伤者需保护颈椎)。检查是否为硬板床,若是软床,需在患者胸下垫胸外按压板;随后解开患者衣扣、腰带,充分暴露胸部,确保其四肢无扭曲。去枕。 ②按压部位:胸骨中下1/3交界处或剑突上2指处;乳头连线与胸骨交叉点。 ③按压手法:施救者一手掌根部置于按压部位,另一只手平行重叠在此手手背上,手指上翘、并拢,只以掌根部接触按压部位;双臂位于患者胸骨的正上方,双肘关节保持伸直,借助上身重量垂直下压,抬起时让患者胸壁充分回弹。 ④按压深度:5~6厘米。 ⑤按压频率:每分钟100~120次,按压30次后,执行心肺复苏流程中的"A"步骤
		15	开放气道:A ①如有明确的呼吸道分泌物,需及时清理呼吸道及口鼻部,并取下活动义齿。 ②采用仰头抬颏法开放气道,使患者下颌、耳垂与身体长轴保持垂直
		15	人工呼吸:B 口对口人工呼吸:压额、捏鼻后,以双唇完全包绕患者口部形成封闭腔,用力吹气(吹气时间持续1秒)。吹气时用眼睛余光观察患者胸廓是否抬起,吹气量控制在500~600厘米。吹毕松开鼻孔,观察1~2秒,待胸廓复原(见胸廓抬起即表示吹气有效)。完成2次吹气后,立即进行胸外心脏按压。 简易呼吸器使用:采用E-C手法压紧球囊面罩,确保密闭;单手按压气囊至底部,送气量为500~600厘米,送气时间1秒。2次人工呼吸总耗时需小于10秒,同时观察患者胸廓是否抬起以判断效果
		5	胸外按压:胸外按压与人工呼吸比率为30:2,按照C—A—B程序完成5个循环后,在10秒内再次判断患者颈动脉搏动及呼吸情况。如已恢复,进行进一步的生命支持;如颈动脉搏动及呼吸未恢复,继续重复上述操作5个循环后再次判断。 复苏成功后,妥善安置患者,协助转往医院或继续抢救,观察患者意识状态、生命体征变化

情境导入

2019年7月9日，一航班从贵阳飞往北京，上午9时许，飞机进入平飞阶段，一名刘姓乘客突然感到心脏剧烈疼痛，冲到座位前方向乘务员求助。

"您快坐下，别紧张，我们马上帮您！"当班乘务长杨婷婷与组员一起将这名乘客搀扶入座。经了解，刘先生有高血压和心脏病史，随身携带了救急药物。乘务人员先协助他服下急救药，随后乘务长取来氧气瓶为其供氧，同时通过机上广播紧急寻找医生。经过服药和吸氧，刘先生症状稍有缓解，然而依然十分紧张。工作人员用"乡音"不停安抚乘客，帮助他尽快平复情绪。10时5分，航班就近备降在太原机场，当地医护人员接刘先生下机做进一步检查治疗。由于救治及时，12时45分，刘先生的家属告知南航工作人员，病情已经稳定且并无大碍。

学习目标

通过本模块的学习，学生能够了解常见病症种类，掌握常见病症预处置的基本要求。完成本章内容的学习后，学生能达到1＋X乘务应急救护职业技能证书对应的考核标准要求。

任务一　　心脑血管疾病

一、心绞痛

心绞痛是因冠状动脉供血不足，心肌急剧的、暂时缺血和缺氧所引起的临床综合征。心绞痛分为稳定型心绞痛和不稳定型心绞痛，前者是指患者心绞痛发作的诱因、程度、时间、缓解方式及频率相对固定，后者指发作情况逐渐加重，并可能进展为急性心肌梗死。

（一）主要表现

1　疼痛性质

压榨性、压迫性或紧缩性闷痛，也可有灼烧感，偶伴濒死感。或仅有胸闷不适。

2 疼痛部位

胸骨中段或上段之后,范围约手掌大小,可波及心前区,放射至左肩、左臂内侧达无名指和小指,或至颈、咽或下颌部。

3 持续时间

多数为3～5分钟,少数持续10余分钟,很少超过半小时,数日1次或1日多次。

4 伴随症状

心悸、头晕、冷汗、面色苍白、恶心、呕吐。

5 诱发因素

体力劳动、情绪激动、饱餐、寒冷、阴雨天气、吸烟、心动过速、气压改变、用力排便等。

（二）处理方法

（1）立即让患者停止一切活动,松开紧身衣物,帮助患者取半坐位休息,并及时给予吸氧。

（2）询问患者是否有冠心病、心绞痛病史,协助患者使用自备药物,如速效救心丸或硝酸甘油等。

（3）如患者无自备药物,打开应急医疗箱,征得患者同意后,提供硝酸甘油0.5 mg予以舌下含服,直至疼痛缓解,每5分钟可重复1片。但需注意:若10分钟内已用药2次,疼痛仍持续存在,可能提示心肌梗死等其他严重病症,此时不应继续给药,需立即再次向机长报告。此外,提供药品时必须严格遵循相关程序。

（4）密切观察患者反应及监测生命体征。

（5）若患者因心肌梗死等其他原因引发胸痛,并出现呼吸、心跳停止的情况,立即帮助其取平卧位并给予心肺复苏。

二、急性心肌梗死

急性心肌梗死(简称心梗)是突发性冠状动脉血流完全阻断引发的心肌急性缺血、损伤和坏死,以剧烈胸痛、心电图和心肌酶学异常变化为特征的一种严重的临床急症。它是冠心病中最严重的类型,可引起心功能急剧下降、心律失常,甚至猝死。其典型症状包括突发胸骨后或心前区剧痛,疼痛可能向左臂放射,且持续时间较长,同时伴随大汗、恶心、呕吐、面色苍白、脉搏微弱且快速、血压升高、呼吸困难等症状。

在飞机上,如乘客出现上述症状,机组人员应高度怀疑心肌梗死的可能性。

1 初步处置

（1）保持绝对安静,让患者平卧,禁止随意搬动,以免加重病情。

（2）立即广播寻找医生,同时通知机长,做好紧急备降或寻求地面医疗援助的准备。

（3）给予患者吸氧，以缓解心肌缺氧状态。如飞机上备有硝酸甘油等药物，且患者无禁忌证，可在医生指导下给予舌下含服，以扩张冠状动脉，增加心肌供血。

（4）监测患者的血压、心率、呼吸等生命体征，密切观察病情变化。

2 空中急救与转运

（1）如患者症状没有缓解，或出现呼吸停止、心搏骤停等紧急情况，应立即启动心肺复苏程序，进行胸外按压和人工呼吸。

（2）与地面医院保持密切联系，提前告知患者病情，以便医院做好接收和急救准备。

（3）在确保安全的前提下，尽快将患者转运至地面医院，进行进一步诊断和治疗。转运过程中，应持续监测患者生命体征，并给予必要的急救措施。

三、脑出血

脑出血又称为"出血性脑中风"或"脑溢血"，是脑血管破裂后，血液渗入脑实质引起的急性病症。脑出血的常见原因主要是高血压、脑动脉硬化等，再是脑血管畸形、先天性动脉瘤等，多在活动或情绪激动时发病，起病急，2~3分钟症状全部出现。

（一）主要表现

突然头晕、头痛，可出现嘴角歪斜（面瘫）、肢体瘫痪、言语不清等症状，可伴有意识障碍。多数患者会出现血压升高，可能伴随呕吐；若呕吐呈喷射状，则提示病情危急。

（二）处理方法

（1）立即报告乘务长或机长，对患者实行全航程监护，寻求医疗协助。

（2）可对患者头部进行冷敷，保持其呼吸道通畅，将患者的头偏向一侧，清理呕吐物；将昏迷者置于恢复体位；若有摔倒情况，需检查是否存在外伤或骨折并及时处理。

（3）给予吸氧（图4-1），保持周围空气流通；严密监测患者意识状态及生命体征等变化（图4-2），如出现呼吸、心跳停止，立即帮助患者取平卧位并给予心肺复苏。

（4）尽快转送地面医院治疗。

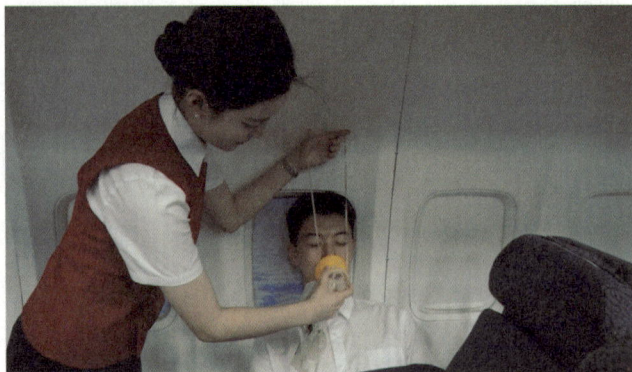

图4-1　吸氧

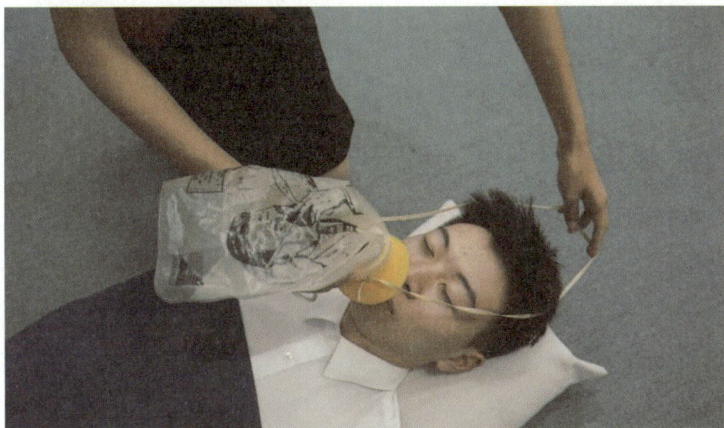

续图 4-1

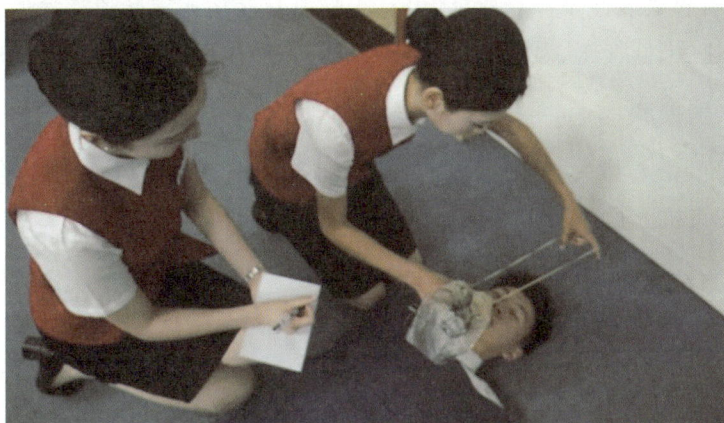

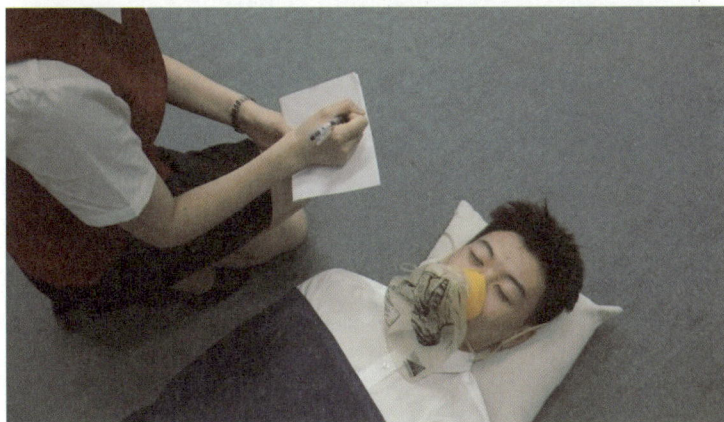

图 4-2　记录生命体征

四、晕厥

晕厥是一时性广泛的脑缺血、缺氧导致大脑皮质一过性功能障碍,引起突然的、可逆的、短暂的意识丧失的一种临床病征。在飞机上发生晕厥,可能由多种因素引起,以下是对晕厥病症的分析及相应处置建议。

（一）晕厥病症分析

1 血管迷走性晕厥

这是最常见的晕厥类型,约占所有晕厥病例的90%。其发病机制通常为压力感受器反射弧传入通路出现功能障碍,进而引发心脏抑制与全身血管扩张,导致回心血量减少、心排血量下降,最终因脑缺血、缺氧而出现晕厥。在飞机上,这种晕厥可能由紧张、恐惧、饥饿、疲乏等状态诱发。

2 缺氧性晕厥

在高空飞行中,如果飞机座舱出现减压、供氧装置发生故障,或者乘客未按规定使用供氧装置,都可能引起缺氧性晕厥。此外,患有心脑血管疾病或胃肠道疾病的乘客,在复合性航空因素(如加速度、低气压、温度负荷、噪声和振动等)作用下,也可能诱发缺氧性晕厥。

3 其他类型晕厥

其他类型晕厥由心律失常、心脏搏出障碍、脑部血液循环障碍或脑神经组织病变等引起。这类晕厥在飞机上虽然较少见,但一旦发生,往往病情严重。

（二）处置方法

1 立即寻求帮助

一旦发现乘客晕厥,应立即呼叫乘务员,寻求专业帮助。

2 保持呼吸道通畅

帮助晕厥乘客平卧,头偏向一侧,及时清理口腔分泌物和呕吐物,防止误吸和窒息。

3 供氧

如果条件允许,应立即给晕厥乘客供氧,以缓解缺氧症状。

4 心肺复苏

如果乘客出现心搏骤停等严重情况,应立即进行心肺复苏等急救措施。

5 及时就医

在飞机降落后,应尽快将晕厥乘客送往医院接受进一步诊断和治疗。

【案例分析】

2023年3月15日,在由北京飞往巴黎的国际航班上,58岁的乘客张先生突然出现剧烈胸痛。机组人员迅速响应,严格依照航空医疗应急预案开展处置,充分展现出极高的专业素养与应急能力。

飞行途中,张先生突然出现胸痛症状,同时伴有大量出汗、呼吸急促,情况十分危急。其妻子立即向空乘人员说明了这一紧急情况。空乘人员迅速询问病史,得知张先生有心绞痛病史且随身携带硝酸甘油片,随即协助他服药,并让其保持半卧位以缓解不适。与此同时,机上医疗应急程序启动:机长通过广播寻找医生,一名心脏病专家迅速响应并提供初步医疗援助,确认张先生为心绞痛发作后,指导空乘人员开展后续急救。为争取救治时间,机长决定紧急备降最近的机场,并同步通知地面医疗救援团队待命。飞机安全降落后,张先生被迅速转运至当地医院接受进一步治疗。经医护人员精心救治,他的病情逐渐稳定,随后被安排返回北京继续治疗,为后续康复奠定了基础。

任务二 消化系统疾病

一、腹痛

腹痛是临床常见症状,多由腹内组织或器官受强烈刺激、损伤,或胸部疾病、全身性疾病等引发,可分为急性腹痛和慢性腹痛两类。急性腹痛以起病急、病因复杂为特点,常见病因包括急性胃肠炎、胆囊炎、胰腺炎、阑尾炎、急性肠穿孔或破裂、肠道梗阻等,这些病症均可引发急性腹痛。慢性腹痛以起病缓慢、病程长为特点,如慢性胃炎、胃十二指肠溃疡、肝炎、消化不良等均可导致慢性腹痛。

(一)主要表现

以腹部疼痛为核心症状,疼痛可呈局限性或弥漫性。同时可能伴随恶心、呕吐、腹泻、便秘、腹胀等消化道症状,部分患者会出现腹肌紧张、压痛等体征。

(二)处理方法

(1)报告乘务长或机长,实行全航程监护,寻求专业协助。

(2)让患者处于尽可能舒适的体位,多取半卧位,下肢屈曲。

(3)保持呼吸道通畅,清理呕吐物,如果出现呼吸困难或怀疑内出血,给予吸氧。

(4)禁食、禁饮水。

(5)未明原因,禁服止痛药。

(6)安慰患者,密切监测患者生命体征。

腹痛报告与监护流程如图4-3所示。

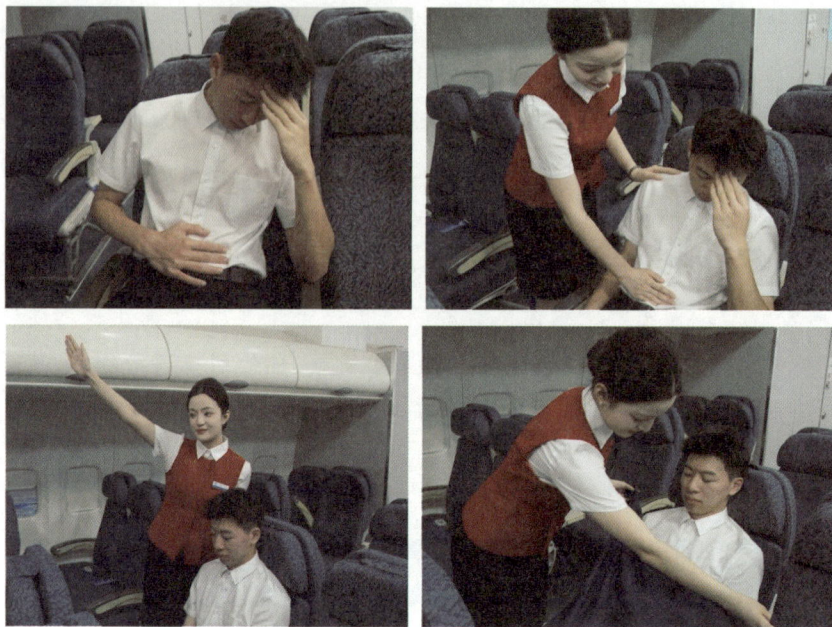

图 4-3　腹痛报告与监护流程

二、急性肠胃炎

在飞机上,急性肠胃炎可能由多种因素触发,包括食物中毒、病毒感染、对某些食物的不良反应,以及气压变化、高空环境对人体产生的影响等。

(一)主要表现

急性肠胃炎主要表现为腹痛、腹泻、恶心、呕吐,严重者可能出现发热、脱水、酸中毒,甚至休克。其中,腹泻和呕吐易导致身体水分及电解质流失,进而引发脱水。此外,由于飞机空间有限,患者长时间保持固定姿势可能加重腹胀、腹痛等不适。

(二)处理方法

(1)发现乘客出现急性肠胃炎症状时,乘务组应立即提供舒适的休息环境,让乘客平卧、安静休息。

(2)为乘客提供清洁的饮用水,鼓励其适量饮用以补充流失的水分和电解质,预防脱水。同时,可以提供一些清淡、易消化的食物,如白面包、米饭等,避免辛辣、油腻和刺激性食物加重肠胃负担。

(3)乘务组应尽快询问乘客是否携带止泻药、抗生素等相关药物,若有则协助其正确服用。若乘客未携带此类药物,乘务组需联系地面医疗团队获取专业建议;必要时,可提供机上急救药品。

(4)如果乘客症状严重或持续不缓解,乘务组应及时向机长报告,以便协调地面医疗资源,必要时采取紧急降落、转运等进一步措施。

（5）乘务组在处理此类事件时,应保持冷静和专业,向乘客提供必要的心理支持和安慰,减轻其焦虑和恐惧。

（6）乘务组还应记录事件的详细情况,包括乘客的症状、处置措施和结果等,以便后续分析和总结。

综上,面对飞机上的急性肠胃炎乘客,乘务组应迅速准确地评估病情,采取恰当处置措施,保障乘客的安全与舒适。

三、急性胃出血

急性胃出血是消化内科常见急症之一,主要症状为呕血、黑便,常伴随面色苍白、晕厥、脉搏加快、血压下降、出冷汗等。多数患者在出血前会出现溃疡病症状加重、药物失效的情况。其常见病因包括消化性溃疡、急性胃黏膜损害、胃癌、食管胃底静脉曲张破裂等。在飞机这一特殊环境中,患者可能因高空压力、氧气稀薄等因素导致病情加重。因此,需迅速准确地判断病情并采取有效的急救措施。

（一）主要表现

上腹疼痛、不适,呕吐物为咖啡色或暗红色血液,可伴有胃内容物,粪便呈黑色。同时可出现头晕、乏力、心悸、口渴等症状,伴有心率增快、血压降低,严重时可呈现休克状态。

（二）处理方法

（1）报告乘务长或机长,对患者实行全程监护,寻求医疗协助。

（2）安抚患者情绪,将患者置于半卧位或平卧位,同时保持呼吸道通畅并给予吸氧。

（3）禁止患者服用止痛片,同时禁止进食、饮水。

（4）密切监测患者意识及生命体征,如出现呼吸、心跳停止,予以心肺复苏抢救。

（5）尽快将患者转送地面医院接受进一步治疗。

四、急性阑尾炎

急性阑尾炎是细菌入侵、阑尾管腔阻塞等原因引发的以转移性右下腹疼痛和右下腹固定压痛为特征的炎症性疾病,是常见的外科急腹症之一。该病在青年人群中最为多见,男性多于女性,不过各年龄段及妊娠期妇女均可发病。

（一）主要表现

（1）腹痛:开始疼痛位于脐周和上腹部,疼痛较轻且位置不固定,呈阵发性;数小时（6～8小时）后,腹痛转移并固定于右下腹,呈持续性。部分患者也可能一开始便出现右下腹疼痛。

（2）压痛和反跳痛:右髂前上棘与肚脐连线的下 1/3 处(麦氏点)有明显压痛及反跳痛

（表现为按压时疼痛，抬手瞬间疼痛加剧）。若阑尾出现化脓、坏疽或穿孔，可观察到腹肌紧张、反跳痛，同时伴有肠鸣音消失。

（3）强迫体位：患者弯腰行走，双手按压右下腹部；平躺时右髋呈屈曲状态。

（4）胃肠道症状：患者可出现恶心、呕吐、便秘、腹胀、腹泻等症状。

（5）全身症状：发热（一般为低热，无寒战；化脓性阑尾炎体温通常不超过38℃，高热多见于阑尾坏疽、穿孔或已并发腹膜炎）、头痛及乏力。

（二）处理方法

（1）寻求专业医疗协助，通过广播寻找医生。

（2）及时报告机长，重点说明患者当前的症状及严重程度，并协助判断是否需要备降或返航。

（3）协助患者采取舒适体位，注意保暖和休息，全程观察患者情况。

（4）禁饮禁食，必要时给予吸氧。

（5）按要求填写相关行政文件，并做好记录。

（三）注意事项

（1）若登机前已出现疑似阑尾炎的症状，切不可心存侥幸，务必先前往医院由专业医生确诊并治疗，以避免在飞行途中急性发作而耽误救治。

（2）日常需注意避免贪凉过度，尤其不宜过量饮用冰啤酒及其他冷饮；同时应避免过多食用油腻及刺激性食物。若有慢性阑尾炎病史，更需格外注意预防复发。

五、急性腹泻

（一）出现急性腹泻的原因

在飞行过程中，乘客出现急性腹泻的原因很多，主要有以下几种。

（1）饮食因素：乘客可能因食物过敏、食物中毒、病毒感染或饮食过于油腻和辛辣而引发腹泻。其中，食物中毒和病毒感染是较为常见的诱因，尤其在食用不洁或受污染的食物后更易发生。

（2）胃肠道感染：由细菌、病毒或寄生虫引起的胃肠道感染，也是导致腹泻的常见原因。飞行时环境相对封闭、人员密集且空气流通不畅，这会增加病原体传播和感染的风险。

（3）环境变化：飞行中的环境变化（如气压、氧气浓度、温度的波动），以及精神紧张、焦虑等情绪因素，可能诱发或加重胃肠道不适，进而导致腹泻。

（4）其他疾病：急性胃肠炎、阑尾炎等其他疾病也可能引发腹泻，这些疾病可能伴有发热、腹痛、恶心、呕吐等症状。

（二）处置方法

当乘务组发现乘客出现急性腹泻时，应立即采取以下措施。

（1）提供舒适环境：尽快为乘客安排飞机卫生间使用，并确保卫生间干净整洁；同时保持机舱内空气流通及温度适宜，为乘客营造舒适环境。

（2）询问病史与症状：主动询问乘客的既往病史及当前症状，初步判断腹泻诱因。重点了解乘客是否食用过不洁食物、有无过敏史等信息，以便更有针对性地提供帮助。

（3）提供必要物品：向乘客提供清洁饮用水及纸巾、湿巾等卫生用品；若乘客有需求，可提供止泻药等应急药物（需注意：乘务组并非专业医疗人员，不得随意提供药物建议或进行诊断）。

（4）寻求专业医疗帮助：如果乘客的症状严重或持续不改善，乘务组应立即与机长沟通，寻求专业医疗帮助；必要时协调安排紧急降落，确保乘客能及时就医。

（5）记录与报告：乘务组应详细记录乘客的病史、症状及处置全过程，航班结束后向相关部门提交报告。这有助于航空公司了解飞行中乘客可能出现的健康问题，为后续改进措施提供依据。

【案例分析】

一名35岁男性乘客在从北京飞往纽约的国际航班上，突然出现剧烈胃痛。该乘客有长期胃病病史，不过近期未发作严重症状。飞行前，他因赶时间没吃早餐，仅在机场匆忙食用了一个高脂肪汉堡。飞行途中，他陆续出现恶心、呕吐症状，且伴有上腹部疼痛。机组人员发现他身体不适后，立即上前询问情况并提供帮助。

首先，机组人员为该乘客提供呕吐袋，并协助其清理呕吐物，确保机舱环境清洁。接着，询问乘客是否携带常用药物，在得到肯定答复后，协助他服用了适量胃药。为减轻乘客的不适，机组人员还为其调整座位，让他平躺休息，并提醒他尽量减少活动。同时，机组人员通知了机上医生（如有），并根据医生建议进行进一步处理。此外，机组人员已与地面医疗团队取得联系，准备在飞机降落后立即为乘客提供医疗援助。

任务三　呼吸系统疾病

一、气道异物阻塞

患者在进食时或刚进食后出现清醒状态下的呼吸困难、不能呼吸或不能说话，应该怀疑是气道异物阻塞（图4-4）。

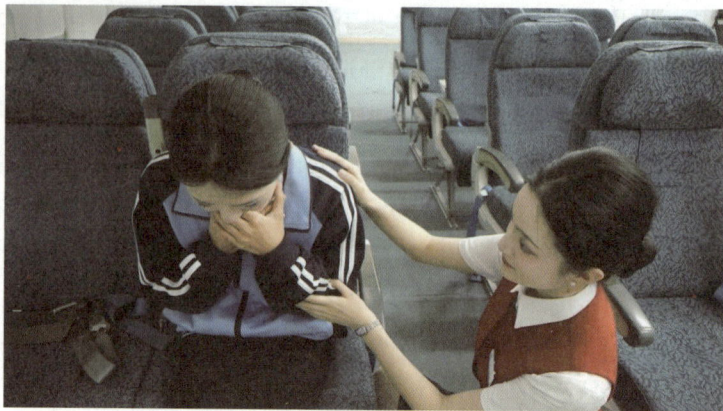

图 4-4　被异物阻塞呼吸道的乘客

（一）主要表现

（1）阻塞者皮肤苍白,随后发紫,严重时甚至发黑。

（2）阻塞者表现出极度紧张,说不出话来。

（3）阻塞者会用手抓自己喉部。

（4）进行人工呼吸时,口对口吹气无法进入阻塞者肺内。

（二）处理方法

海姆利希急救法是一种将堵塞呼吸道的异物排出的急救方法,适用于窒息状态或因呼吸困难无法说话的情况。

在主要检查中,若成人或儿童出现剧烈咳嗽或高声哮鸣音,可判断为部分呼吸道梗阻;若表现为无法咳嗽,阻塞者手抓喉部用力呼吸却发不出声音,且面色由红变紫,则可能为完全呼吸道梗阻。

注意:需确认阻塞者能否咳嗽或说话。若为轻度梗阻,应鼓励阻塞者用力咳嗽。背部叩击法最多进行5次,若叩击后梗阻有所缓解,无须做满5次;若梗阻未解除,需继续交替进行5次背部叩击与5次腹部冲击,并同步启动急救系统。

（三）成人/儿童的海姆利希急救方法

1 **成人／儿童梗塞(有意识)(图 4-5)**

（1）施救者站在梗塞者身后,双腿呈弓字步,前腿置于梗塞者两腿之间。

（2）施救者双臂由后向前环绕其腰部。

（3）施救者一只手大拇指向内握拳,将拳头的大拇指侧放在梗塞者上腹部(肚脐上二横指处)。

（4）施救者用另一只手握住握拳的手。

（5）快速用力地向内、向上挤压梗塞者上腹部(肚脐上二横指处)。

（6）重复挤压,直至异物排出。

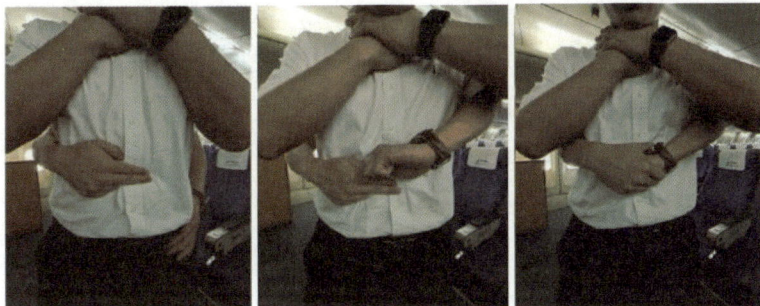

图4-5　成人/儿童海姆利希急救法(有意识)

2 成人／儿童梗塞(无意识)(图4-6)

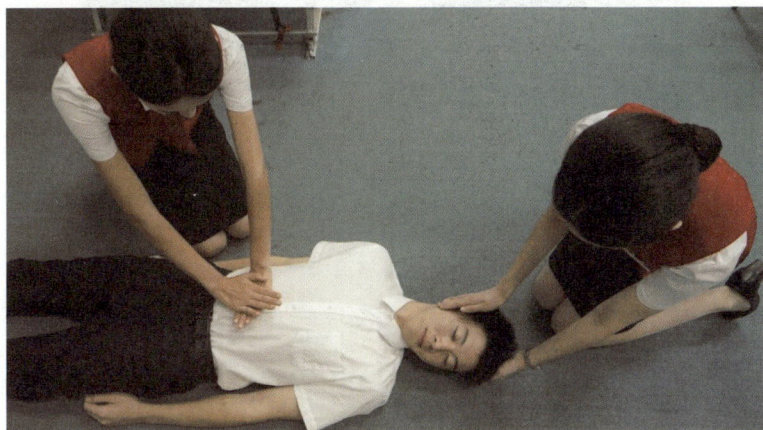

图4-6　成人/儿童海姆利希急救法(无意识)

(1)让梗塞者平躺,脸朝向一侧。

(2)施救者一只手的掌根放在梗塞者上腹部(肚脐上二横指处),手指抬起;另一只手放在第一只手上。

(3)快速用力地向上、向前推压5次。

(4)检查异物是否取出。

【检查异物是否排出】

若异物已排出,需将梗塞者置于恢复体位(前提是其头部、颈部或背部未受伤),同时保持其呼吸道通畅,并密切观察生命体征。

若异物未排出,操作如下:

· 先向内、向上挤压;

· 跪在梗塞者头部旁侧;

· 使梗塞者脸部朝向一侧,随后打开其嘴巴;

· 用一只手的拇指压住梗塞者舌根,另一只手的食指伸入其口腔,沿一侧的腮部滑至舌根和喉咙处,再移向另一侧;

· 以掏钩状动作清理梗塞者口腔内可能存在的、可触及的异物。

（5）无论异物是否取出，如梗塞者无呼吸或无法正常呼吸（仅存在濒死喘息），需立即进行心肺复苏（CPR）；待梗塞者恢复呼吸后，再将其置于恢复体位。

（6）观察其生命体征，并根据实际需求提供协助。

（四）婴儿海姆利希急救方法

1 婴儿梗塞（有意识）

（1）正确放置婴儿体位（图4-7）。

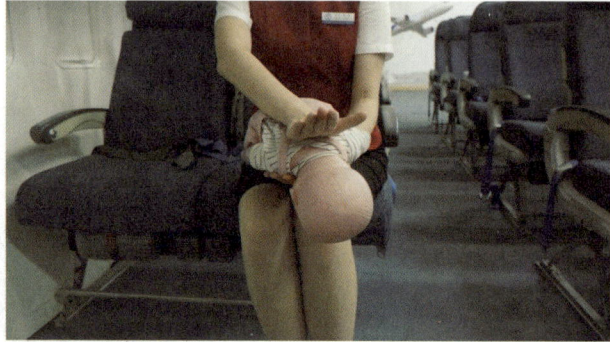

图4-7　翻转婴儿实施海姆利希急救法

① 一只手置于婴儿背部，用手指固定其头部及后颈部。

② 另一只手托住婴儿的下巴。

③ 将婴儿翻转至脸朝下，置于施救者前臂上。

④ 施救者采取坐位或跪姿，让婴儿安全地俯卧在自己的腿上。

（2）在婴儿肩胛骨之间拍击5下（图4-8）。

① 施救者一只手稳固托住婴儿头部及颈部，适当放低手臂，使婴儿头部低于胸部。

② 另一只手的手掌在婴儿的肩胛骨之间拍击5次。

③ 确保每次拍击都能起到有效作用。

（3）若异物未排出，需转换婴儿体位后再次尝试（图4-9）。

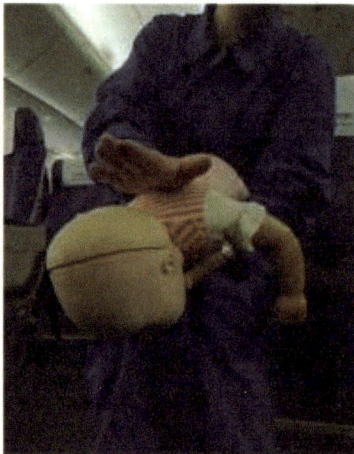

图4-8　拍打的正确位置

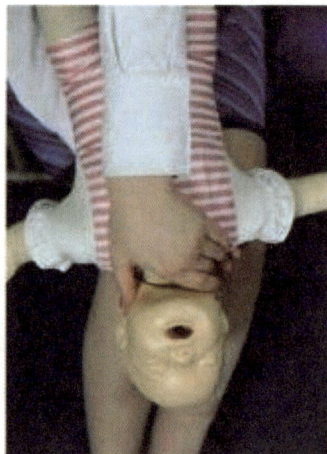

图4-9　转换婴儿体位

① 之前用于拍击的手移至婴儿头部及背部。

② 以这样的姿势将婴儿稳妥地夹在施救者两前臂之间。

③ 用手指托住婴儿的头部和后颈部。

④ 将婴儿翻转，面部朝上。

⑤ 施救者采取坐姿或跪姿，让婴儿安全躺于自己腿上，保持婴儿头部低于胸部。

（4）确定胸部推压位置，即两乳头连线中点处。

（5）进行5次胸部按压（图4-10）。

① 用两根手指在两乳头连线中点下方水平处，对胸部进行冲击按压，按压深度为胸廓前后径的1/3。

② 按压时手指始终不离开婴儿胸部。

③ 确保每次按压均能达到效果。

（6）重复以下流程直到婴儿呼吸恢复畅通。

① 调整并固定婴儿体位。

② 拍击5次肩胛骨之间部位。

③ 再转换婴儿体位。

④ 确定胸部按压位置。

⑤ 胸部按压5次。

注意：如果婴儿失去意识，则按"婴儿梗塞（无意识）"步骤开始急救。

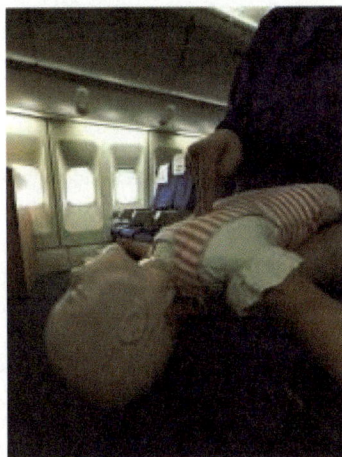
图4-10　正确的按压部位

2　婴儿梗塞（无意识）

（1）检查有无异物。

① 让婴儿平躺，打开其嘴并抬起下巴。

② 检查嘴里有无异物；如果看到异物，小心地取出。

注意：除非看得见，否则别用手指掏婴儿的嘴巴。

（2）打开呼吸道：采用仰头抬颏的方法打开呼吸道。

（3）努力通气：检查胸部有无起伏。

注意：如果胸部不起伏，则重新确定头部位置，做1次人工呼吸。

（4）重复以下程序直到呼吸道畅通。

① 确定婴儿的体位，拍击肩胛骨之间部位5次。

② 转换婴儿体位。

③ 确定胸部按压位置。

④ 按压5次胸部。

⑤ 检查有无异物。

⑥ 做1次人工呼吸。

（5）婴儿恢复呼吸：轻轻地让婴儿侧卧（没有头部、颈部或背部受伤的情况），持续观察生命体征。

【案例分析】

要命的黄瓜

某航班飞往青岛,餐饮服务结束后,20排左右突然出现一阵骚乱,该区域乘客都神色紧张地望向同一方向,呼唤铃也接连响起。职业敏感性让乘务长立刻意识到有紧急事件发生,她当即上前查看,发现一名怀抱幼儿的妈妈正急得手足无措,情绪几近失控;而她怀中的幼儿脸憋得通红,意识已开始模糊。尽管有10年飞行经验,乘务长还是第一次遇到这种状况,但她沉着冷静,立刻接过孩子,一边询问情况,一边向机长报告,同时通知其他乘务员协助安抚家长情绪,并通过广播寻找机上医护人员。机长也迅速联系塔台,申请尽快落地。

遗憾的是,乘客中并无医护人员。通过询问得知:孩子仅2岁8个月,无其他病史,刚才吃黄瓜时,妈妈突然发现他无法出声、不能咳嗽,也没有呼吸。结合症状和表现,乘务长判断孩子应为异物卡喉导致窒息,需立即用海姆利希法急救。她迅速抱起孩子,跪在地上采取头低脚高位,用一只手快速拍打孩子背部及两肩胛骨之间5次,但异物并未吐出。她马上改用双手用力挤压孩子上腹部继续施救。过程中,孩子呼吸愈发发促,情况十分危急,可乘务长始终没有放弃,持续重复急救动作。在她的坚持下,孩子终于"哇"地一声哭出来,吐出了刚才吃下的黄瓜块和奶。周围乘客也松了口气,纷纷报以热烈掌声。飞机抵达后,机场救护医生第一时间登机为孩子做了全面检查,告知家长孩子已无大碍,可正常下机。

(五)过于肥胖/孕晚期梗塞者海姆利希急救方法

1 过于肥胖/孕晚期异物梗塞者(有意识)

(1)施救者站在梗塞者身后,双腿呈弓字步,前腿置于被救者两腿之间。

(2)双臂由身后向前环绕其胸部。

(3)施救者一手握拳(大拇指向内),将拳头的大拇指侧放在梗塞者胸部(胸骨正中位置)。

(4)施救者另一手握住握拳的手。

(5)施救者快速、用力地向内、向上按压其胸部(胸骨正中位置)。

(6)重复按压,直至异物排出。

2 过于肥胖者/怀孕晚期异物梗塞者(无意识)

(1)让梗塞者平躺,按"成人/儿童梗塞(无意识)"步骤开始对其进行急救。

(2)跨坐在梗塞者身上,用胸部挤压取代上腹部的挤压,如有必要进行CPR抢救。

(3)注意观察梗塞者的生命体征。

3 海姆利希自救法

可采用图4-11所示的方式,稍稍弯下腰去,靠在某一固定的水平物体上,以物体边缘压迫上腹部,快速向上冲击;重复这一动作,直到异物排出。若为轻度梗阻,应鼓励用力咳出。

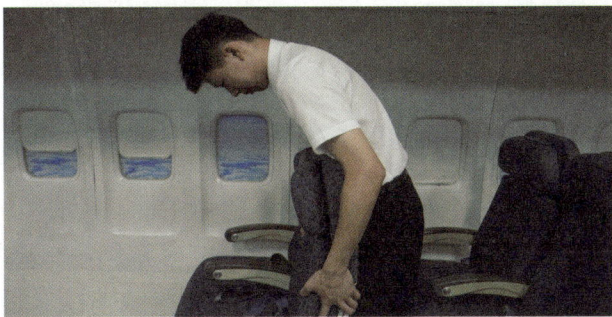

图 4-11　海姆利希自救法

二、过度通气

通气过度综合征是呼吸中枢调节异常,通气量超过生理代谢需求而引发的综合征,常表现为胸闷窒息感,心动过速,四肢末梢、面部及口周麻木,手足搐搦,意识模糊等。发作时患者会感到心跳加速、心悸、出汗;由于自觉呼吸不畅而加快呼吸节奏,体内二氧化碳持续排出、浓度过低,进而引发继发性呼吸性碱中毒等症状。该病症也称呼吸性碱中毒综合征、呼吸神经综合征、高通气综合征。

在客舱里紧张、焦虑或晕机常会使人不由自主地加深加快呼吸。深而快的呼吸会使体内呼出的二氧化碳过多,进而引发呼吸性碱中毒。

(一)主要表现

(1)呼吸频率明显加快,呼吸深度显著加深。

(2)头昏,视物模糊,手部、脚部和嘴唇出现麻木感或刺痛感。

(3)肌肉僵硬痉挛,不能保持平衡,严重时甚至出现昏迷。

(二)处理方法

向患者说明其症状及呼吸过深过快可能造成的后果。安抚患者情绪并指导其控制呼吸节奏(如减慢呼吸速度并不时屏气)。可让患者对着一个大袋子缓慢呼吸(图4-12),或使用一个未接通氧气瓶的面罩进行呼吸。

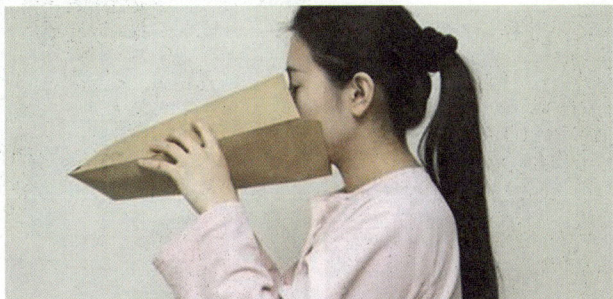

图 4-12　在袋子里呼吸可缓解症状

【案例分析】

2022年4月16日，由深圳飞往成都的某航班上，一名25岁的年轻乘客突发过度通气综合征，出现手脚僵硬、呼吸困难等症状。经乘务员急救与细心照料，该乘客最终转危为安。

航班起飞约15分钟后，一名乘客按响呼唤铃，乘务员立即前往查看。"当时乘客呼吸急促，双臂僵硬，双拳紧握，说话已经不太利索了。"当班乘务员回忆道，"我判断是过度通气综合征，便立刻按经验用清洁袋罩住他的口鼻，引导他放松身体、放慢呼吸频率并保持匀速。"其间，乘务员一直为他按摩僵硬的双臂和手掌，陪伴并安抚，以缓解其紧张情绪；在提供糖水并鼓励他饮用后，乘客情况逐渐好转，脸色也慢慢红润起来。看到乘客转危为安，乘务员悬着的心终于放下，周围乘客也纷纷对乘务员迅速、冷静且专业的处置给予肯定。

三、哮喘 ✈

哮喘一般指支气管哮喘，是由多种细胞（如嗜酸性粒细胞、肥大细胞、T细胞、中性粒细胞、气道上皮细胞等）和细胞组分参与的气道慢性非特异性炎症性疾病。哮喘常伴随气道反应性增高，导致喘息、气促、胸闷和（或）咳嗽等症状反复发作，且多在夜间或凌晨发作。这些症状常伴有广泛而多变的气流阻塞，该阻塞可自行缓解或经治疗后逆转。患者既往多有类似发作病史，可由气候环境变化、接触花粉或刺激性气体、进食高蛋白食物、应用某些药物等诱发。

（一）主要表现

哮喘常表现为发作性喘息、呼吸急促、强迫端坐位呼吸、胸闷、咳嗽、说话不连续、精神紧张、大汗。严重者嘴唇发绀，可有意识障碍。

（二）处理方法

（1）帮助患者使用自身携带的口服药物或喷雾剂（医生处方药）。

（2）协助患者采取半卧位，并为其吸氧（图4-13）。

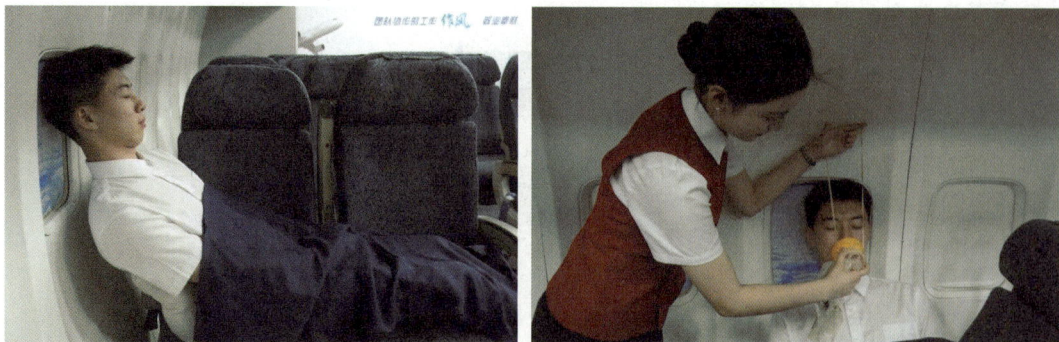

图4-13 半卧、吸氧

（3）安抚患者,保持环境安静,避免其他乘客围观。

（4）保持患者呼吸道通畅,密切观察其意识及生命体征,一旦出现心跳、呼吸停止,立即开展心肺复苏。

（5）尽快将患者转送医院接受治疗。

（三）注意事项

（1）切勿凭个人感觉随意判断和处置,哮喘和濒死喘息有着本质上的区别,出现哮喘症状时严禁进行胸外按压。

（2）若吸入装置使用方法不当,会大幅降低治疗效果。协助患者使用其随身携带的药物时,需留意正确的使用方法。以沙丁胺醇气雾剂为例,患者的正确操作步骤如下:

第一步,打开盖口,轻轻摇晃使药物充分混匀;

第二步,缓慢呼气,直至肺内空气完全呼出,随后立即用口含住吸嘴并屏住呼吸;

第三步,用食指和拇指紧按吸入器释放药物,同时快速深吸气(确保喷出的药物进入气道而非残留在口腔),吸气时间最好大于5秒;

第四步,尽量屏住呼吸5~10秒,使药物充分分布至下气道以达到理想治疗效果;

第五步,将盖子套回喷口;

第六步,用清水漱口,清除上咽部残留的药物。

任务四　机上常见疾病

一、晕动病

晕动病是指当汽车、轮船或飞机等交通工具运动时,其产生的颠簸、摇摆、旋转等任何形式的加速运动,刺激人体前庭神经而引发的疾病。根据运输工具的不同,晕动病分为晕车病、晕船病、晕机病(航空晕动病)等。该病症多见于乘坐交通工具时,因摇摆、旋转、加速等运动对内耳前庭器造成过度刺激,进而引起身体相关的症状。

（一）主要表现

晕动病主要表现为面色苍白、出冷汗、头晕、上腹部不适、恶心、呕吐、心动过缓、乏力及注意力不集中;若症状反复可导致脱水、血压下降及抑郁。

（二）处理方法

（1）通知乘务长及机(车)长,测量患者血压,观察呼吸状态,初步判断其生命体征;如有必要,寻求医疗救助。

（2）为患者准备清洁袋、热毛巾和温开水，保持其呼吸道通畅，及时清理呕吐物。

（3）将患者安置在安静且运动刺激最小的位置，打开通风孔以保持空气流通。

（4）将患者头部抬高并固定，协助其闭目仰卧或半卧；同时引导患者做深呼吸，通过语言安抚为其提供心理支持。

（5）嘱咐患者不要阅读或观看两旁移动的物体。

二、压耳

飞行中座舱压力的变化是压耳现象出现的基础。飞机下降时，若乘客存在感冒、鼻部炎症等情况，或处于睡眠状态，都可能出现压耳。

（一）主要表现

（1）耳痛、听力下降、耳鸣。

（2）有时可能出现眩晕等症状。

（二）处理方法

（1）吞咽法：该方法简单易行，可多次吞咽唾沫、咀嚼糖块，飞行人员使用此法较多。其缺点是使用此法需要吞咽唾液，多次吞咽常感唾液不足，而且并非每次吞咽均能使咽鼓管开放。

耳朵气压调节过程如图4-14所示。

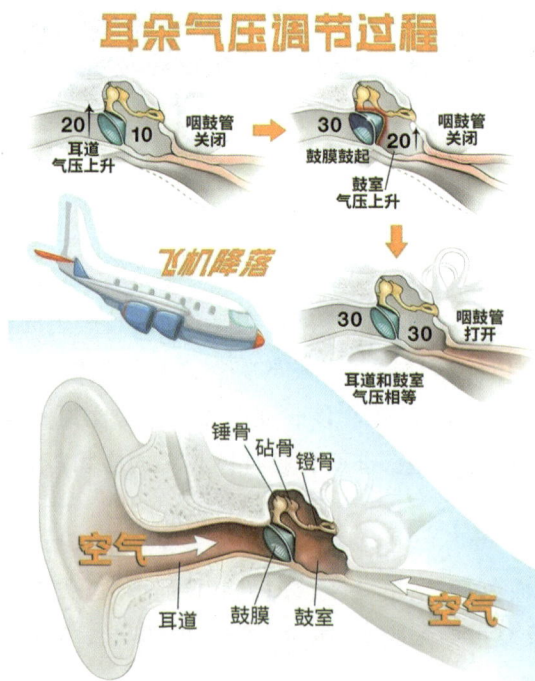

图4-14　耳朵气压调节过程[①]

---

① 注：耳道气压单位为 mmHg。

（2）捏鼻鼓气法（瓦萨尔瓦法）：该法仅在飞机下降时使用，空中不便使用。若空中压耳后，着陆仍觉耳部不适而需补充通气，可采用此方法。其要领为：用手指捏紧鼻孔，闭口用力向鼻咽管鼓气，以增加鼻咽管气体压力，而冲开咽鼓管。正确鼓气动作需在短时间内，以较猛烈的空气冲力尝试冲开咽鼓管。如经过两三次鼓气仍不能冲开咽鼓管，可稍停一会儿，正常呼吸几次，使胸腔内压降至正常时，再重新进行。但该方法使用不当，可能使血压降低，且因肺过度扩张引发心律变化，最终导致脑缺氧而发生晕厥，故一般不强调使用这种方法。此外，突然猛烈鼓气，易引发一过性眩晕。飞机下降过程中，应引导乘客通过吞咽动作，平衡中耳内外气压。

（3）运动下颌法：通过张大口、闭口、下颌前伸、下颌左右运动或用力咬牙等动作，使咽鼓管开放。该方法仅对少数人有效。

（4）运动软腭法（紧急提升软腭法）：手摸喉部，发"克"音，可触及喉结上升。可自持镜子观察舌和软腭，发"克"音时，舌根上升及软腭上提，熟练后，尝试发无声的"克"音，专注用力提升舌根。经多次练习，即能主动开放咽鼓管。此方法练习纯熟后可张大口用力吸气或模拟打哈欠的动作，少数人可通过让软腭紧张上提，实现咽鼓管开放。

如果以上方法单独使用效果不好，可以在吞咽的同时捏鼻子鼓气（图4-15）。若乘客患有鼻炎或感冒，可点用鼻黏膜收缩剂后再进行上述平衡气压的动作。已出现严重压耳且经上述方法仍无改善的乘客，应建议其下机后及时去耳鼻喉科就医。飞行过程中预防压耳的重要措施如下：在飞机准备下降或下降过程中，通过广播告知乘客下降阶段易出现压耳现象，并提示吞咽、捏鼻鼓气等动作可起到预防作用。

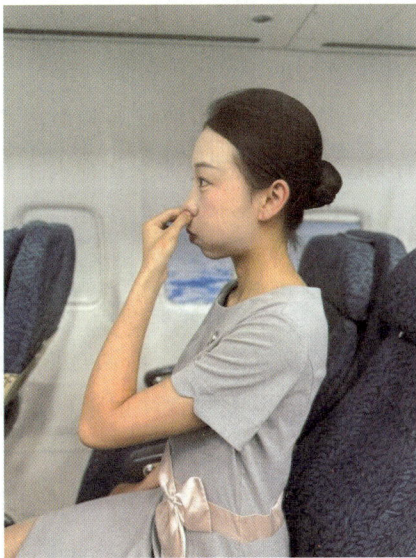

图4-15　吞咽时捏鼻子鼓气

（三）感冒引起压耳的情况

感冒时，鼻咽部黏膜常出现肿胀，相关处理方式如下。

（1）提醒乘客多喝水。

（2）如果乘客有鼻塞症状，可给予鼻黏膜收缩剂点用，以保持鼻道和咽鼓管通畅，从而防止下降时出现压耳。

（3）如果乘客同时伴有发热、咳嗽、胸痛、呼吸困难及脸色苍白等症状，需及时为其吸氧，并尽快联系医务人员寻求帮助。

三、鼻出血 ✈

鼻出血是临床常见的症状,可由鼻部机械性创伤、气压性损伤、鼻部炎症、鼻腔或鼻窦及鼻咽部肿瘤、鼻腔异物等引起,也可由全身疾病所致。此外,环境相对干燥时,鼻腔黏膜毛细血管易破裂,进而引发鼻出血。鼻出血多为单侧,少数情况下可出现双侧鼻出血。出血量多少不一,轻者仅为涕中带血,重者可引起失血性休克,反复鼻出血可导致贫血。

(一)主要表现

鼻腔前段出血表现为鼻孔流血,鼻腔后段出血则多流入咽部。

(二)处理方法

(1)报告乘务长。

(2)安抚紧张、恐惧的患者及其家属,使他们镇静,以免患者因精神紧张导致血压升高,使出血加剧。

(3)询问病史:包括哪一侧鼻腔出血(或哪一侧鼻腔先出血)、出血的速度和出血量、既往有无反复鼻出血史、此次出血有无诱因、有无其他伴随症状等。

(4)协助患者取坐位,头稍前倾约15°,切勿仰卧(防止血液流入食管或误入气道),同时捏住鼻翼5~15分钟,以控制出血。

(5)冰敷或冷敷鼻部周围、额部有助于止血,提醒患者不要擤鼻,静坐休息。如果患者出血量较多或血流不止,需通过广播寻求医疗协助,在医务人员指导下操作:用5 mL注射器将半支盐酸肾上腺素注射液(0.5 mL)加入4.5 mL生理盐水中稀释,再用消毒棉片蘸取稀释液填塞鼻腔止血。

(6)如患者已出现休克,则应先针对休克进行急救。

(7)如果怀疑患者存在颈部外伤,不要尝试控制出血,应固定患者头部并使患者保持安静。

【案例分析】

鼻出血的紧急处理

在万米高空的民航客机机舱内,航班处于平稳飞行阶段。靠窗座位的乘客张女士突发鼻出血,自觉鼻腔有温热感,鲜血随即从鼻孔滴落至衣物。张女士立即采用指压法按压鼻翼两侧进行止血,同行家属迅速取用机上清洁袋内的纸巾,张女士将纸巾搓成小团填塞于鼻孔内,试图阻断出血。空乘人员巡舱时发现这一情况,立即取用机上急救药箱进行处置。首先对患者进行情绪安抚,同时指导其保持头部前倾体位,随后取出机上配备的冰块,用无菌纱布进行包裹后,分别敷于张女士鼻翼及前额部位。乘务员协助用浸湿的无菌纱布对张女士后颈部进行冷敷。上述处理措施持续近20分钟后,止血效果明显。后续的飞行中,乘务员对该名旅客进行持续的关注。

四、烫伤

烫伤是指由热液、蒸汽、高温固体等高温热源造成的皮肤、黏膜等组织损伤,在临床上通常与其他热力导致的伤害统称为烧烫伤。人体皮肤由表皮、真皮和皮下组织构成,其中表皮是皮肤最外层,平均厚度为0.2毫米。根据皮损程度,烫伤分为三度:一度烫伤一般为表皮烫伤;二度烫伤一般为真皮损伤;三度烫伤一般为皮下脂肪、肌肉、骨骼等损伤。机上烫伤多为旅途中提供热饮料引发,由于烫伤程度不同,处理方法也存在差异。

(一)一度烫伤

1 症状

局部轻度红肿,不破皮、无水疱,疼痛明显。

2 处理方法

(1)烫伤部位用流动的凉水冲洗5~10分钟至疼痛明显减轻,如有需要,可涂抹烫伤膏。

(2)冷水冲洗时去掉戒指等首饰,以防肢体肿胀而受压(图4-16)。

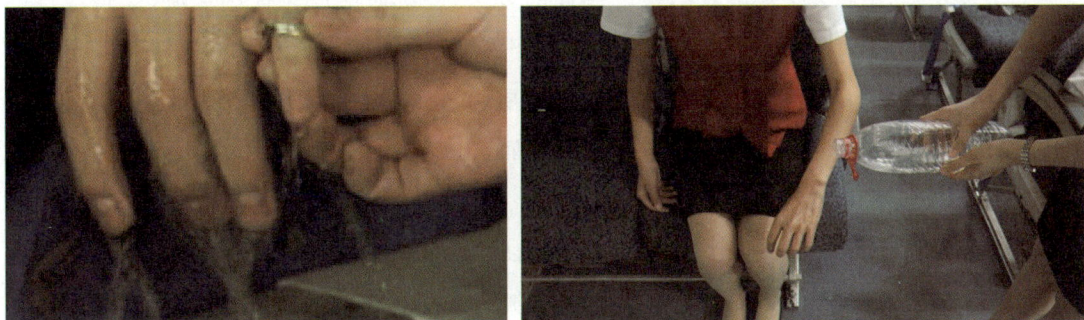

图4-16 烫伤的处置

(二)二度烫伤

1 症状

局部红肿疼痛,有大小不等的水疱。

2 处理方法

（1）若水疱未破损，烫伤部位用流动的凉水冲洗5~10分钟至疼痛明显减轻，在飞机上不要挑破水疱。

（2）若水疱已破损，保留水疱皮，不予冲洗，不要涂任何药物。

（3）用消毒纱布及绷带包扎，防止伤口污染；同时抬高患肢，给予患者饮料以补充水分。

（三）三度烫伤

1 症状

烫伤部位面积较大，皮肤破损，无明显水疱，创面苍白，呈现灰色或红褐色，患者痛觉减退或消失，严重时可能出现休克。

2 处理方法

（1）通知乘务长及机（车）长，寻求医疗协助。

（2）不予冲洗，不要涂抹任何药物。

（3）使用消毒纱布及绷带进行包扎，包扎时动作要轻柔，注意不要用力过猛导致烫伤皮肤破损，从而引发感染。

（4）将烫伤患肢抬高，给予患者饮料以补充水分。

（5）密切注意患者生命体征。

（四）注意事项

（1）烫伤后用凉水冲是最好的缓解疼痛的方法，冲洗时应注意控制水流，保持缓慢的流速，让水流经过正常皮肤后再流到烫伤创面，不宜直接冲洗烫伤创面。

（2）二度烫伤和三度烫伤不要涂抹任何物质（包括烫伤药膏），这类物质会覆盖创面，既不利于热气发散（可能加重组织损伤、加剧疼痛），又会干扰医生对烫伤创面的分度判断，同时增加后续清创的难度。

（3）如果烫伤部位有衣物包裹，在反复冲洗后，轻轻脱掉或剪掉烫伤处的衣服，不可暴力剥脱，防止创面皮肤被撕扯。如果烫伤部位在四肢，去除衣物后再次用流动的冷水对创面进行降温，缓解患者疼痛，减少水疱的出现。

五、癫痫

癫痫俗称"羊癫风"或"羊角风"，是由多种病因引起的，以脑神经元过度放电导致的突然、反复和短暂的中枢神经系统功能失常为特征的慢性脑部疾病。癫痫在各年龄段人群中均可能发生,由于异常放电神经元所涉及的部位不同,患者的发作可表现为运动、感觉、意识、精神、行为、自主神经功能障碍等,或兼而有之。癫痫的明确病因暂未找到,可有遗传因素,也可由肿瘤、脑血管疾病、颅脑外伤、中毒、代谢性疾病等导致。

(一)主要表现

(1)强直期(10~20秒):尖叫一声,跌倒在地,眼球上翻,意识丧失,强直收缩,呼吸停止,口唇发绀。

(2)阵挛期(30~60秒):节律性四肢抽动,心率加快、血压升高。

(3)惊厥后期(恢复期):肌张力逐渐下降,可能发生尿失禁。此阶段呼吸首先恢复,随后心率、血压、瞳孔等逐渐恢复正常;可能出现口吐白沫或血沫的情况;患者意识逐步清醒。清醒后可能伴有头痛、头晕或肢体一过性瘫痪,且对发病过程完全没有记忆。

(4)若癫痫连续多次发作,且发作期间患者意识始终不清,或单次发作持续时间30分钟以上,则为癫痫持续状态。

(二)处理方法

(1)迅速疏散周围乘客,不要试图搬动患者,也不要用力按压患者肢体。癫痫发作大都能在几分钟内自行停止,无需采取特殊的治疗措施,只需为患者提供安静、安全的环境,等待抽搐自然结束即可。

(2)抽搐发作时,迅速解开患者的安全带,在患者周边垫好枕头、毛毯等软物作为缓冲,防止患者因肢体抽动受伤。如果癫痫患者发作时不是卧位,应帮助患者使其处于侧卧位,防止摔倒和碰伤。

(3)取下患者眼镜及其他可能造成损伤的尖锐物品;若患者装有义齿,需将其取下,但禁止强行撬开患者嘴巴。

(4)解松患者衣物以利于呼吸通畅。如果患者呕吐,帮助患者将头转向一侧,以便于呼吸道分泌物及呕吐物排出。如果患者口腔内有食物、呕吐物等应予以清除,防止阻塞呼吸道造成窒息或误吸入呼吸道内。

(5)抽搐结束后,检查患者生命体征,为其提供安静环境,让患者保持休息状态,避免其他乘客围观。对于摔倒在地的患者,应检查有无外伤,如有外伤,应根据外伤情况进行处理。

(三)注意事项

(1)若患者处于癫痫持续状态,需立即与地面取得联系,请求安排备降,以便及时将患者送往医院接受救治。

(2)小儿惊厥(症状与癫痫发作类似)多见于6个月至4岁的儿童,此类患儿通常有发热病史,应尽快为其进行物理降温和吸氧处理。

(3)对于癫痫发作的患者,不要使用掐人中的方法进行处理。掐人中并非规范的急救方法,其本质仅为一种刺激手段,与普通民众常用的拍脸、拍胳膊等刺激方式作用相同,并无实际治疗效果。

【案例分析】

癫痫发作

在一列从广州南开往杭州东的高铁上,列车驶出2小时后,一名女性乘客突然神志不清,同时伴有口吐白沫、浑身抽搐的症状。乘务员发现这一情况后,立即向乘务长报告。乘务长一边将情况同步给列车长,一边迅速通过广播寻找医生。

幸运的是,广东省某医院神经科的张医生恰好就在这趟列车上。当时,患者正被同行的三位朋友按在座位上,处于神志不清、呼之不应、口吐涎沫的状态。张医生判断这是癫痫发作,当即指挥乘务员和患者朋友拉起座位间的扶手,让患者斜躺下来以便检查。此时,患者因咬伤舌头导致口腔出血,张医生不顾血液沾到自己的手和衣服上,先将患者口中的痰涎分泌物清理出来。

由于患者癫痫发作持续时间较长,且具体状况不明,而此时距离长沙南站还有约20分钟车程,张医生建议尽快联系长沙南站的医疗急救人员,在前站停车为患者进行进一步救治。17分钟后,提前赶到站台等候的医护人员立即上车对患者展开救治。待患者病情稳定后,其被救护车送往医院接受后续治疗。

六、休克

休克是指机体在受到各种严重致病因素侵袭后所发生的以有效循环血量急剧减少、组织血液灌注量严重不足为特征,导致细胞缺氧以致各重要脏器功能代谢紊乱和结构损害的全身性病理生理变化及临床病程。休克是非常严重的医学病症,如不及时送院救治,则有生命危险。

(一)主要表现

休克主要表现为:面色及口唇苍白或发绀,四肢湿冷;脉搏增快且细弱,血压降低;眼神呆滞、缺乏神采。患者还可能出现精神状态异常,如躁动不安、情绪激动、精神错乱,也可能表现为神志淡漠、意识模糊等。

(二)处理方法

(1)使患者仰卧或腿抬高仰卧,呼吸困难的患者可置半卧位,保持呼吸道通畅(图4-17)。

(2)为患者吸氧并注意保暖,禁食禁饮,密切监测患者生命体征,如出现呼吸、心跳停止,立即使患者取平卧位并给予心肺复苏。

(3)尽快转送地面医院治疗。

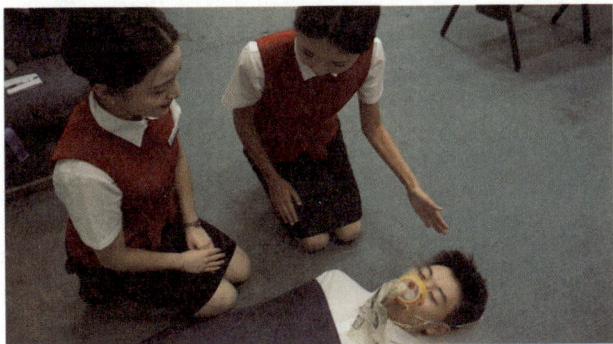

图 4-17　休克的处置

七、食物中毒

食物中毒是指进食含有细菌、细菌毒素、动植物毒素或化学毒素的食物而引起的中毒性疾病。其特点是潜伏期短、突然和集体暴发。食物中毒是以急性感染中毒为主要临床特征的疾病,其中以微生物性食物中毒最为多见。

(一)主要表现

食物中毒分为胃肠型食物中毒和神经型食物中毒。飞机上进食引起的食物中毒,多为胃肠型食物中毒,患者会出现一系列胃肠炎相关症状,具体包括恶心、呕吐、腹痛、腹泻等。神经型食物中毒症状主要表现为头痛、头晕、乏力、恶心、呕吐以及眼部肌肉瘫痪等。

(二)处理办法

食物中毒一般具有潜伏期短、时间集中、突然发作、来势凶猛的特点。一旦发作,可采取以下应急措施。

(1)催吐:若患者进食时间在1~2小时内,可采用催吐方式。具体操作如下:取20 g食盐,用开水溶化后加入矿泉水稀释至200 mL,冷却后让患者一次性喝下;若喝下后未发生呕吐,可多次饮用以促进呕吐。情况紧急时,也可使用手指等刺激喉咙引发呕吐,但此方法可能对喉部造成损伤,需谨慎使用。

(2)解毒:如果患者误食了变质的饮料等,在机上可采取的最佳急救方法是用鲜牛奶或其他含蛋白质的饮料为其灌服。

食物中毒者出现呕吐、腹泻等症状,这是机体防御功能发挥作用的表现,通过呕吐和腹泻,可排出一定量致病菌释放的肠毒素,因此不建议立即使用止泻药物。尤其对于伴有高热、毒血症及黏液脓血便的患者,更需避免使用止泻药,以防加重中毒症状。处理过程中,为防止呕吐物堵塞气管引起窒息,应让患者侧卧,便于吐出呕吐物。患者呕吐时不要喝水或进食,待呕吐停止后,应及时补充水分。

(3)机组进食要求:为降低机组人员因食用同种食物引发食物中毒进而对飞行安全造成隐患的风险,驾驶舱机组人员不得同时食用同一种食物。若需进食,进食间隔时间应保持在1小时以上。

八、酒精中毒

酒精中毒一般指急性酒精中毒,是过量饮酒导致的与酒精相关的临床综合征。酒精中毒与饮酒量、酒精浓度、饮酒速度以及是否空腹等因素有关,同时也受饮酒者个体差异影响,常饮酒的人对酒精的耐受剂量可能更高,而有些人的耐受能力则相对较低。

酒精具有脂溶性,能迅速透过大脑神经细胞膜,并作用于膜上的某些酶,进而影响细胞功能。具体表现为:高浓度酒精会抑制延髓中枢,引发呼吸或循环衰竭及代谢异常,随后相继出现代谢性酸中毒(因酸增高、酮体蓄积导致)和低血糖(因糖异生受阻所致)等症状。

(一)主要表现

(1)轻症:呼出气体有酒精气味,患者会出现精神兴奋、健谈、情绪不稳等状态,部分人可能言行粗鲁,甚至出现攻击行为。

(2)中症:动作变得笨拙,步态不稳,言语含糊;同时可能伴随恶心、呕吐、困倦等症状,呼吸节奏减慢且伴有鼾音。

(3)重症:出现意识障碍,表现为昏睡甚至昏迷;脉搏增快且搏动减弱,还可能出现血压下降。

(二)处理方法

(1)禁止患者再饮酒,对于轻症患者,可提供无酒精饮料(避免给予含咖啡因的饮料);同时鼓励其进食,尤其推荐花生仁等高蛋白食物(注意询问患者有无相关过敏史)。

(2)若患者意识清醒,可通过催吐排出胃内未被吸收的酒精。此外,可让患者适量饮用糖水,以促进酒精代谢。

(3)若患者神志不清,且心跳、呼吸骤停,需立即保持其呼吸道通畅,并实施心肺复苏。

(4)通过调整体位(将头偏向一侧)、清除口腔内残留物等方式保持呼吸道通畅,防止窒息。

(5)让患者休息,避免活动以防外伤;注意为患者保暖;昏迷者需置于恢复体位,必要时给予氧气支持。

(三)注意事项

若出现酒精中毒重症,需尽快送患者到医院就诊,以免延误救治时机。需要注意的是,酒精中毒可能诱发心脏病、心律失常、低血糖、脑出血、胰腺炎、吸入性肺炎等危急重症,因此需高度重视。

九、糖尿病

糖尿病是由胰岛素分泌和(或)利用缺陷导致的一种以碳水化合物、脂肪、蛋白质等代谢紊乱和高血糖为特征的代谢性疾病,以"三多一少"为典型症状,即多饮、多尿、多食和消瘦。

（一）糖尿病性昏迷

1　主要表现

（1）昏迷前：多饮、多尿症状较平时加重，同时伴有口干和极度口渴；意识状态逐渐出现异常，表现为焦虑不安、烦躁，最终陷入昏迷。

（2）急性昏迷：呼吸深大且呈叹息样，呼气中带有丙酮气味（即烂苹果气味）；皮肤红热、干燥，眼窝凹陷，脉搏细弱。

2　处理方法

（1）若患者清醒，先询问其病史，按照需求提供帮助，同时密切监测生命体征。

（2）若患者昏迷，需快速判断其呼吸情况。若呼吸正常，应将患者置于恢复体位，保持呼吸道通畅；若患者呼吸停止或濒临停止（仅表现为喘息），立即将患者置于坚硬的平面取平卧位进行心肺复苏。

（3）若患者无同行人员，可由两名及以上客舱机组人员检查其行李物品，查看是否有药物，以辅助病情判断。

（二）胰岛素性反应（低血糖症）

1　主要表现

患者可能出现头晕、头痛、晕厥、抽搐等症状，伴随出汗、颤抖、焦虑；皮肤苍白、湿冷；呼吸急促且变浅，脉搏跳动快速有力；同时可能有强烈的饥饿感，或出现异常的敌对、侵略性行为。

2　处理方法

（1）神志清醒时：给患者一杯含糖饮料或糖果，观察15分钟。若症状无改善，需重复给予糖分。

（2）神志不清时：给糖（如舌下含服砂糖），禁止给予液体。必要时提供氧气支持，并密切观察生命体征。

任务五　机上分娩

一、分娩相关概念

常说的"十月怀胎"，实际指的是十个妊娠月。医学上为便于孕期计算，将妊娠月定义为每4周（以7天为1周），即每个妊娠月为28天，因此整个孕期按此计算约为280天。从医学角度来说，孕期通常以怀孕周数为计算单位，其时间范围是从末次月经的第一天开始，直至胎儿及其附属物娩出（即分娩结束）。正常情况下，孕期约为40周。

1 分娩

分娩是指妊娠满28周及以后，胎儿及其附属物从临产发动开始，直至从母体全部娩出的过程。

2 早产

早产是指妊娠满28周至不满37周的分娩。

3 足月产

足月产是指妊娠满37周至不满42周的分娩。

因此，足月宝宝并非我们通常认为的"满40周才算"。事实上，只要怀孕满37周后出生的宝宝，都属于足月儿，这是因为正常足月儿的分娩时间大多集中在怀孕37周至42周之间（换算成天数为259～293天）。若婴儿在未满37周时出生，则属于早产儿。不过随着现代医疗技术的发展，早产儿的存活率已显著提高。

二、孕妇乘客运输规则

航空公司可拒绝承运以下人员：怀孕36周（含）及以上者；预产期在4周（含）以内者；预产期临近但无法确定准确日期，且已知为多胎分娩或有分娩并发症预兆者；产后不足7天者；有先兆流产反应者。

限制运输以下人员：怀孕满32周但不足36周的孕妇乘机，应开具有医生签署的适宜乘机的医疗证明并签署免责同意书，且该证明应在乘机前72小时以内签发。

根据上述要求，虽然航空公司对孕期乘客运输有明确规定，但即使是孕期36周以内的孕妇，在飞行过程中也可能出现临产发动甚至分娩的情况。尤其是洲际航线，飞行时间通常为6～10小时；若为跨洋飞行，由于备降机场不易寻找，很难及时将孕妇送医。这也是洲际航班上隔段时间就会出现孕妇空中分娩新闻的原因。

三、分娩预兆

分娩预兆是指随着胎儿发育成熟、分娩期逐渐临近，孕妇的精神状态、全身状况、生殖器官及骨盆会发生一系列适应性变化，以满足胎儿娩出及后续哺育的需要。

其主要预兆如下。

（1）阵痛：出现规律的间歇性子宫收缩及阵痛，且阵痛的间隔时间逐渐缩短。

（2）见红：阴道出现掺杂少量血液的黏液状白带；

（3）破水：包裹胎儿的胎膜破裂，有液体经阴道流出。

分娩预兆产妇对比表如表4-1所示。

表4-1　分娩预兆产妇对比表

产程	项目	初产妇	经产妇
潜伏期	总时间	平均约为6.4小时,有可能超过20小时	平均约为4.8小时,可能超过14小时
	产妇的行为表现	精力充沛、兴奋、言谈得体、显得积极参与生产过程、显得有信心,并准备接受分娩的挑战	
活跃期	总时间	平均4～6小时	少于3小时
	活跃加速期时间	平均约为3小时	平均约为2小时
	最大斜率期子宫颈扩张情形	每小时约可扩张3.5 cm	每小时约可扩张5.9 cm
	产妇的行为表现	显得依赖、无精打采、疲倦、较少与他人互动或以简短的句子与他人互动、眼神黯然、身体僵硬、紧张、出汗、口干舌燥,如果有过度换气的情形,可能会出现手脚发麻的情况,逐渐对自己应付生产过程的能力失去信心	
	活跃减速期总时间	通常少于3小时	通常少于1小时
	子宫颈扩张情形	每小时约可扩张1 cm	每小时约可扩张2 cm
	产妇的行为表现	注意力及力气集中于应付产痛上,显得疲惫、表示有失去自我控制的感觉	
第一产程总时间		平均为4～24小时	数分钟至14小时

四、自然分娩产程

当孕妇出现规律的子宫收缩(表现为腹痛)时,即进入临产阶段,自然分娩由此开始。正常情况下,自然分娩的产程分为三个阶段:第一产程(宫颈扩张期)、第二产程(胎儿娩出期)和第三产程(胎盘娩出期)。

(一)第一产程

第一产程(宫颈扩张期)(图4-18):子宫颈口要经过一段时间的准备才能扩张到可以让胎儿通过并娩出的程度,初产妇的宫颈扩张期为11～12小时,经产妇快的只需1～2小时。

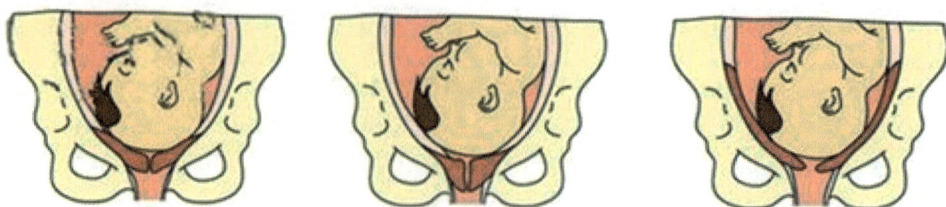

1. 子宫颈因激素的改变由坚韧变得柔软

2. 子宫收缩,子宫颈变薄

3. 子宫颈越来越薄,原有形状发生改变,随着宫缩愈发强烈,子宫颈口张开

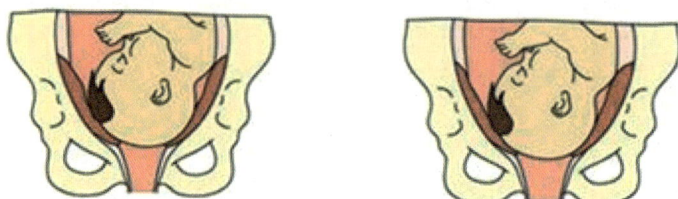

4. 子宫颈张开至 10cm 左右的时候,胎儿头部娩出的条件最为成熟

5. 子宫颈基本全开

图 4-18　第一产程示意图

(二)第二产程

第二产程(胎儿娩出期)(图 4-19):子宫颈口完全开全后,胎儿才会通过骨盆、阴道下降并娩出。正常分娩中,胎儿通常头部先娩出。这一阶段,初产妇需 1~2 小时,经产妇相对较快,但也有长达 1 小时的情况。需要注意的是,第二产程不得超过 2 小时。

为实现经阴道自然分娩,胎头在下降过程中需不断适应产道径线的变化。为达成这一目标,胎头位置会按以下顺序发生一系列改变:俯屈、内旋转(胎头旋转 90°,枕骨朝前)、仰伸、复位及外旋转。

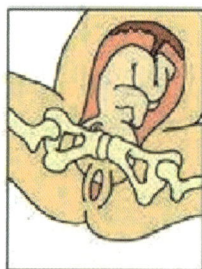

1. 胎头移动到阴道口的时候,骨盆底受其挤压,产妇外阴部位膨起。同时,宫缩促使胎头向前移动

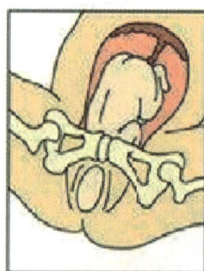

2. 胎儿头顶露出。头部娩出过程中,产妇阴道会有刺痛感和麻木感,这是正常的

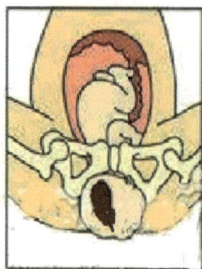

3. 头部娩出。此时医生会及时处理新生儿可能出现的情况,如将套住新生儿头部的脐带移开;使其两肩保持在同一条线上;清洁新生儿两眼、鼻腔、口腔等

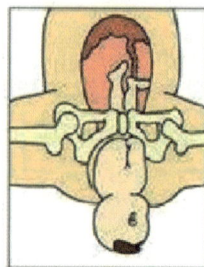

4. 新生儿的身体滑出母体

图 4-19　第二产程示意图

正常情况下,胎儿的先露部位为头位;若先露部位为其他部位(如臀位、横位等),则可能增加自然分娩的难度,甚至危及胎儿和产妇的生命安全。

图4-20所示为胎儿的先露部位和胎位。

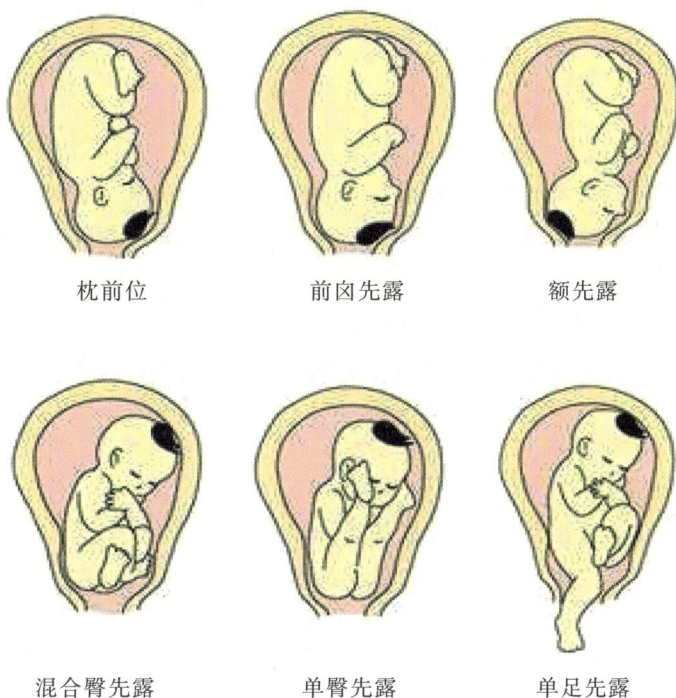

枕前位　　　　　　　前囟先露　　　　　　　额先露

混合臀先露　　　　　　单臀先露　　　　　　　单足先露

图4-20　胎儿的先露部位和胎位

(三) 第三产程

第三产程(胎盘娩出期)(图4-21):胎儿娩出后,胎盘及与其相连的脐带需在30分钟内从产道娩出。此时胎儿虽已出生,但胎盘仍留在子宫内尚未娩出。胎儿娩出时,产妇会瞬间感到身体轻松;不过几分钟后,子宫会再次收缩,促使胎盘从子宫壁剥离并排出体外。第三产程通常需要十几分钟。

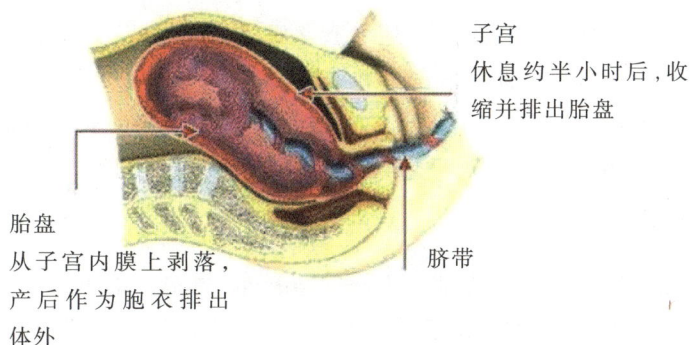

子宫
休息约半小时后,收缩并排出胎盘

胎盘
从子宫内膜上剥落,产后作为胞衣排出体外

脐带

图4-21　第三产程

五、机上分娩处置 ✈

（一）接产准备工作

报告机长,迅速组建接产小组,并在舱内及时寻求医务人员的帮助。

1 询问情况

通过询问了解孕妇的基本状态,结合临产症状分析,判断其为初产妇还是经产妇。

（1）孕妇出现有规律的腰部和腹部阵痛(伴有子宫收缩),且阵痛频率逐渐加快、强度逐渐增强。

（2）孕妇出现破水(即阴道有液体持续流出)或阴道出血(有红色液体排出)等症状,需根据孕妇状态判断产程进展速度,注意机上分娩多为早产,产程通常不会持续太久。

2 物品准备

（1）几壶烧开过的热水,两三个干净的盆。

（2）消过毒的布巾四五块,消毒敷布数块,吸水性较好的卫生纸。

（3）消过毒的剪刀(必备,应急医疗箱中取用),脐带线(25 cm左右的绳子三根),需提前在水中煮沸消毒约10分钟。

（4）干净的塑料布垫1块。

（5）消毒手套1副。

（6）装胎盘的容器1个。

（7）装用过的物品及污物的塑料桶或塑料袋2～3个。

3 婴儿用品准备

（1）毛毯一条,用来包裹婴儿。

（2）消毒纱巾1块,用来敷包打结剪断的脐带残端。

4 参与助产的乘务员准备

（1）确定参与助产的乘务员,需确保其无感冒症状,且手部及其他部位无感染。

（2）剪去长指甲,并用肥皂彻底清洗手和前臂。

（3）洗净的双手可在空气中晾干(若有消毒手套,需佩戴)。双手清洁后,切勿触摸未经消毒的物品,防止接触产道及婴儿时造成污染。

5 为产妇准备

（1）在飞机上隔出独立区域,先铺上干净的塑料布,再垫上毛巾或毯子,让孕妇躺下并在其臀部垫一个枕头;同时注意用毯子为产妇保暖,在其臀部周围铺垫干净且吸水性好的纸巾。机上分娩用品如图4-22所示。

（2）在地板上放置便盆,协助产妇排尿。

（3）保持环境安静,并持续安慰产妇。

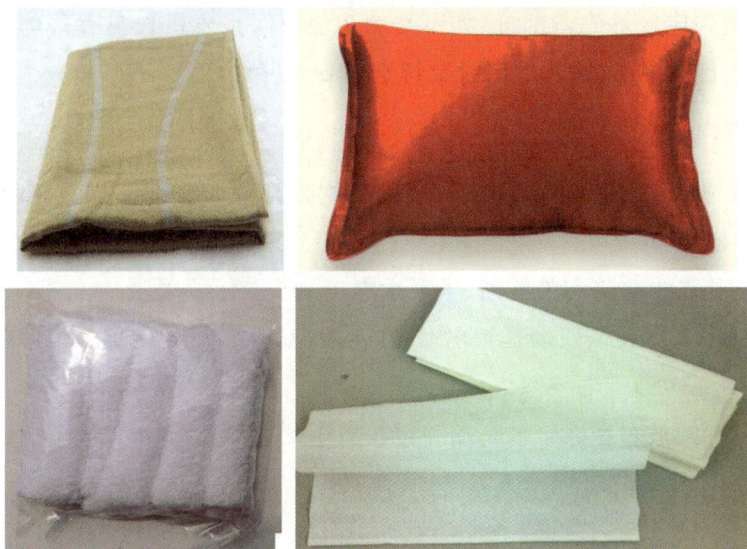

图 4-22　机上分娩用品

(二)第二产程处置

接着判断产妇是否进入第二产程,如果进入第二产程,胎儿将很快娩出(初产妇不超过2个小时,经产妇更快)。具体表现为产妇腹痛和子宫收缩的频率加快(约隔2分钟一次),以及不能控制地向下用力,随着每次收缩可以看见胎儿的先露部分下降。

1　胎儿娩出前处理程序

(1)安慰产妇,告诉其在两次腹痛中间要放松,禁食。

(2)用温水清洗产妇会阴部。接产者将手臂洗净,指甲清洗干净。

(3)在产道上下方及两侧腿部各铺一块消毒布巾。

2　胎儿娩出处理程序

(1)接产者(应无感冒或其他感染迹象)戴好消毒手套,在产妇每次宫缩发作时,接产者需以温和而明确的指令指导产妇正确用力,并用手轻轻托住胎儿的先露部分,避免因娩出速度过快导致会阴撕裂或产道损伤(需向产妇解释:胎儿需通过宫缩的间歇性推动与回缩逐步通过产道,此为正常生理过程)。

(2)在两次宫缩间隔期,指导产妇停止用力,张口做缓慢深呼吸,等下次收缩来临时再用力。当胎儿头部出来时,需控制娩出速度,防止急产引发宫颈撕裂。

(3)胎头娩出后,接产者应立即用双手稳住胎头,保持其轻微俯屈位,直到胎儿肩膀最上部出现在产道口时,再抬高头,使下肩出来。

(4)当胎儿身体出来时,将其托出产道。

(5)将新生儿口腔清理干净,待其哭泣。如未哭泣或无呼吸,应将其头朝下轻拍其足底或背部,如果仍无呼吸则需做人工呼吸。

(6)用毯子将新生儿裹好包住。

如有脐带绕颈应松解先露部分,如不是胎头应及时报告机长与有关部门联系;接产的原则是帮助胎儿自然娩出,胎儿娩出时要特别小心,以免滑落。

3 处理程序(胎儿娩出后)(图 4-23)

(1)在脐带搏动消失后(娩出后10分钟左右)用两根脐带线分别在距脐部约10 cm和15 cm处将脐带扎紧。

(2)在两结扎点中央将脐带剪断,不要太靠近结头。

(3)10分钟后观察脐带残端是否出血,在距脐部3~4 cm处用第三根脐带线扎紧,并在距此结扎线4~5 cm处剪断脐带。

(4)用消过毒的敷布裹好脐带断端并包在新生儿腹部。

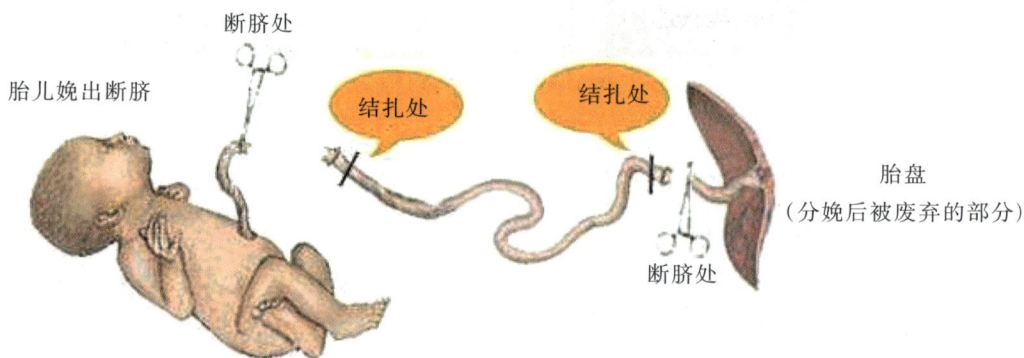

图 4-23 脐带处理

(5)先检查新生儿有无异常并让产妇查看,然后将新生儿仔细包裹好,放在产妇身旁用枕头围成并垫好的小床内,并盖好保暖。

4 产后护理

(1)为产妇提供软质、温热的汤类饮食,并保证其安静休息。

(2)新生儿要注意保暖,防止受凉。

(3)告知机长相关情况,通知到达站做好准备工作。

5 第二产程相关知识拓展

(1)脐带相关知识。

脐带是连接胎儿与胎盘的条索状组织,它主要有以下三大作用。

一是将胎儿的代谢废物和二氧化碳等送至胎盘,由母体协助处理。

二是从母体获取氧气和营养物质,供给胎儿生长发育。

三是胎儿与母亲之间的重要通道,是胎儿的"生命线"(图 4-24)。

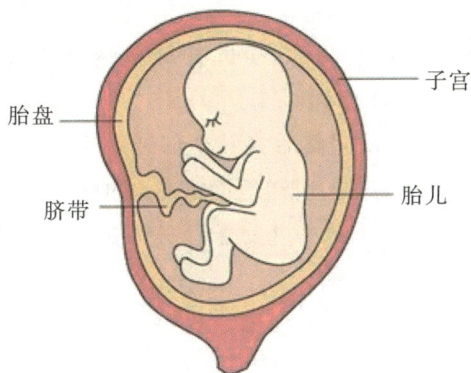

图4-24　胎儿在子宫内

（2）脐带缠绕。

脐带缠绕指脐带环绕胎儿身体的情况，通常以绕颈最为常见（图4-25），其次为缠绕躯干及肢体。一般来说，只要脐带未拉紧到一定程度，母体与胎儿通常不会出现明显的临床症状，且相关风险较低。但脐带绕颈可能造成相对性脐带过短，进而引发脐带受压、血流受阻等，严重时可导致胎儿窘迫甚至新生儿死亡。

（3）新生儿的啼哭。

新生儿的第一声啼哭是其开始自主呼吸、生命安全的标志性信号，且有利于肺部发育。如果新生儿哭声流畅且洪亮，通常表明其呼吸系统正常，产

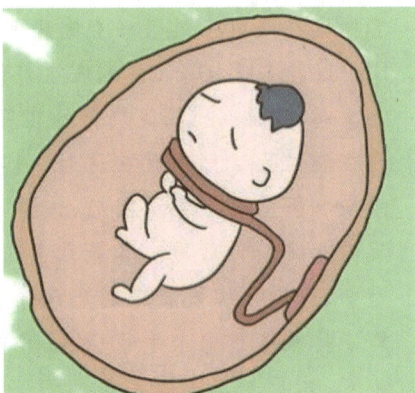

图4-25　脐带绕颈

妇和医务人员可初步安心。但如果出生后1分钟内新生儿未发出哭声，则提示可能存在窒息，助产人员需立即采取抢救措施，比如迅速清理口、鼻及咽部黏液以保持气道通畅，辅以轻拍足心或臀部等刺激措施，促使新生儿建立有效呼吸并发出啼哭。

（三）第三产程及产后处理

胎盘娩出的处理，在胎儿娩出后半小时内胎盘会自然娩出（即第三产程）。

1 第三产程表现

（1）产妇有轻微的腹痛（子宫收缩）。
（2）脐带随着子宫收缩下降，紧接着胎盘从产道排出。

2 处理程序

（1）胎儿娩出后要密切观察产妇表情、脉搏和阴道出血情况及脐带下降情况。
（2）可鼓励产妇自行轻柔按摩下腹部或帮助轻柔按摩下腹部以促进子宫收缩，同时注意为产妇保暖。此外，不可强力拉拽脐带促使其下降，以免胎盘全部或部分残留在子宫内

引发产后大出血。

（3）胎盘娩出后，需清洗产妇会阴部，协助其舒适躺卧并做好保暖；持续观察出血情况，出现休克时要抬高其双腿，并注意保暖。

（4）及时检查胎盘完整性，确认完整后将其全部装入容器内。

记录各种情况并及时向机长报告，通知地面准备救护车和妇产科医生到站接机。到站后，将产妇、新生儿、胎盘及情况记录单一并交予医务人员，由其送往设有妇产科的医院。

【案例分析】

2017年1月11日晚，一架从韩国仁川飞往青岛的航班起飞后不久，机舱内一名乘客突然临产。出于对安全的考虑，机长当即决定返航；与此同时，乘务组工作人员迅速在机舱内搭建起临时产房。在两名有医护经验的乘客协助下，该乘客顺利在飞机上诞下一名健康的"小公主"。

晚上8时10分，该航班在韩国首尔仁川国际机场准点起飞，目的地为山东青岛。起飞5分钟后，飞机仍处在爬升阶段，在正常情况下，此时的乘客应该安静地坐在座位上。然而就在这时，一名男乘客突然从座位上站起，急匆匆地向乘务员跑来。据当班乘务员回忆，该男子神色慌张，称其邻座6A的女乘客身体不适，情况看起来较为严重。客舱乘务员立即前往查看，经询问得知，这位女乘客是一名孕妇，此时正突发腹部剧烈疼痛。乘务员第一时间将情况上报乘务长，乘务长随即安排乘务员取来毛毯、枕头和热毛巾，并启动广播寻找医护人员。"尊敬的各位乘客，本次航班上有一位孕妇突发腹痛，情况紧急。现广播寻找专业医务人员，若您具备相关医务经验，请立即到客舱前端与我们联系，感谢您的帮助！"乘务长略带焦急的声音通过机舱广播传了出来。

"我们当时判断，这位乘客有临产的可能，但还不能完全确定，因此急需专业医护人员协助！"乘务长回忆道。由于事发突然，乘务组第一时间将情况上报机长。此时飞机已爬升至6700米高度，机长当即决定返航，并同步联系首尔机场，请求安排医护人员及保障车辆；同时通过航空器通信系统，将相关情况通知山航运行控制中心。山航运行控制中心随即联系了山航派驻韩国首尔的商务人员，要求其密切关注车辆及医护人员的到位情况，并全力提供协助。与此同时，乘务员已通过遮挡一排座位搭建起临时产房。机舱内两位曾有专业护理经验的乘客——王女士和武女士，听到广播后也热心赶到前舱帮忙。"她们检查后表示孕妇马上要生产，必须立即准备！"乘务长说。此时已是晚上8时20分许，孕妇的疼痛不断加剧，忍不住哭了起来，情况十分紧急。

热心乘客王女士进到座位内侧，进一步查看孕妇的情况，因为需要褪去衣服，乘务员找来毛毯，盖在孕妇的身上，不少乘客也将自己的毛毯递了过来。为保护孕妇隐私，乘务员拿来更多毛毯将第6排座位围遮挡住，搭建出一个临时"产房"，同时，乘务员取来了机上氧气瓶和急救药箱。

"看到头发了，孩子的头露出来了。"晚上8时30分左右，孕妇出现分娩前兆。

乘务长始终跪在客舱地板上，一手托着孕妇的头，另一手协助她戴上氧气面罩吸氧；王女士负责接生，武女士在一旁助产；其他乘务员和安全员则帮助维持客舱秩序。

晚上8时40分，在众人合力协助下，一名女婴顺利降生。乘务员立即取来毛毯，将孩子轻轻包裹起来。随着婴儿一声清脆的啼哭，机舱内瞬间响起热烈的掌声，参与救援的工作人员更是喜极而泣。

"因为担心产妇大出血，我们没有剪断脐带，而飞机下落时，可能产生颠簸，为了防止脐带被拉出胎盘，我一直扶着产妇，热心乘客抱着小宝宝。"据乘务长介绍，孩子出生后，产妇曾一度意识模糊，为防止她昏迷，乘务长始终陪在身边与她持续交谈，引导她深呼吸，还不时掐她的人中保持清醒。

当晚8时55分许，在地面人员的配合下，该航班顺利降落在韩国首尔仁川国际机场。此时，韩国方面的医护人员早已在机场等候。飞机舱门打开后，医护人员立即上机，对产妇和新生儿进行检查，确认新生儿身体健康、产妇身体状况良好。

为让产妇更舒适，机组人员在担架上垫好了枕头和毯子。产妇被送往医院后，机组人员办完相关手续，便继续执行后续飞行任务。

【思考与练习】

实训任务：常见疾病处置

训练任务

(1) 模拟晕机的正确判断及处置措施。

(2) 模拟心脏病的正确判断及处置措施。

(3) 描述压耳的正确处置方法。

(4) 模拟过度通气患者的正确处置，能正确地描述处置方法。

(5) 模拟气道异物阻塞的正确处置（不同人群的腹部推挤法）。

(6) 模拟癫痫的正确处置。

实操评价

评分要点如下。

(1) 能准确地说出所给病症的具体特征，每少说一项扣3分。

（2）能准确口述正确的处置措施，每漏说一项扣3分。

（3）能正确地针对该病症进行处置，每漏一项扣5分。

📝 **评分标准**

考核项目	分值	考核标准
晕机乘客处置	10	观察语言表述症状正确
	10	处置流程正确
压耳的处置	15	症状表述清楚，处置准确（成人、婴儿）
心脏病乘客处置	15	能准确描述病症，进行人文关怀； 处置流程明确
过度通气	15	正确处置，会正确地描述方法
气道异物阻塞	20	准确地描述症状； 准确地做出腹部推挤法； 能对儿童、婴儿气道异物阻塞进行处置
仪容仪表	15	发型妆容标准、制服整洁

教学视频

情境导入

2025年5月2日，某航班由上海飞往悉尼。当飞机飞行至太平洋上空37000英尺[①]高度时，突遇晴空颠簸。颠簸未伴随可见天气现象，未能提前预警，导致客舱内5名未系安全带的乘客及1名巡舱乘务员受伤，伤情包括头部撞击血肿、腰椎挫伤及手臂划伤。

事情经过：飞机起飞3小时后，客舱服务正有序进行。乘务长通过广播提醒乘客："当前气流平稳，可短暂解开安全带。"但部分乘客未及时响应。此时，驾驶舱气象雷达未显示异常，飞机却突发剧烈颠簸，20秒内连续两次垂直骤降，分别下降650英尺和400英尺，机身随之剧烈震颤，行李架内物品散落。其中，一名正在过道行走的乘客被抛起后撞至舱顶，跌落时手臂被划伤；另一名未系安全带的老年乘客则因惯性前冲，头部撞击前排座椅靠背，造成开放性伤口。

机长立即开启安全带指示灯，切换手动驾驶模式调整飞行高度，并向空管申请紧急医疗支援。乘务组启动颠簸应急预案，通过广播要求乘客"保持坐姿、收紧安全带"，并迅速固定餐车等移动物品，一名乘务员使用急救包对头部出血乘客进行压迫止血，另一名乘务员用冰袋对腰椎挫伤乘客进行局部冷敷。恰巧机上有一名乘客是外科医生，他主动协助评估伤者意识状态，初步排除脊柱骨折风险。

空中乘务员在航班上常常需要以急救人员的身份，对受伤乘客实施外伤急救。比如飞机发生严重颠簸时，部分未系好安全带的乘客很容易受伤，轻微的有擦伤、扭伤，严重的则可能出现头部撞伤、四肢骨折、脊椎损伤等情况。此外，客舱里也常有调皮的小朋友奔跑嬉戏，容易不慎跌倒或碰撞受伤。因此，外伤急救这项技能对乘务员而言就显得尤为重要。

学习目标

通过本模块的学习，学生能够掌握几种常见外伤的判断、分类和预处理，并掌握止血、包扎、固定及搬运的正确操作方法。学生在完成本章内容的学习后能达到1+X乘务应急救护职业技能证书对应的考核标准要求。

---

① 1英尺≈0.3048米。

任务一 创伤止血

出血是指血管破裂导致血液流出血管外,是需要急救的危重症之一。

根据损伤的血管类型,出血可分为动脉出血、静脉出血和毛细血管出血。动脉出血时血液为鲜红色,出血速度快,呈喷射状。静脉出血时血液为暗红色,为持续性流血,呈流出状。毛细血管出血时血液为鲜红色,一般呈渗出状。动脉出血速度最快,最危险,需要立即止血。静脉和毛细血管出血相对于动脉来说出血速度缓慢一些,但也应快速止血。

根据失血量的多少,出血可分为轻度失血、中度失血、重度失血。轻度失血是指失血量小于800 mL的情况,如果失血量小于200 mL,人体一般无明显症状,20天内可自动代偿,这也是献血时通常献200 mL、体质较好者可献400 mL的原因;如果失血量大于400 mL会出现面色苍白、出冷汗、手足湿凉、脉搏加快等轻微休克症状。中度失血是指失血量在800~1600 mL,此时休克症状会加重。重度失血是指失血量大于1600 mL,此时会重度休克,表现为呼吸急促、心慌、躁动或神情淡漠,同时伴有血压下降、脉搏细弱。人体总血量为体重的7%~8%(以60 kg体重为例,总血量为4200~4800 mL),因而当失血量达到1600 mL时会危及生命。

根据血液流向,出血可分为外出血和内出血。外出血指的是血液从皮肤创口流向体外,常见于刀割伤、刺伤、枪弹伤和碾压伤等。内出血指的是流出血管的血液停留在身体内部而未排出体外,如脑出血、脾脏出血等。内出血的成因较复杂,止血大多需要依靠药物或手术;外出血则需通过各种止血方法尽快止血。

一、止血方法概述

无菌敷料主要包括无菌纱布片、不粘伤口敷料、止血海绵等,具有吸液性和透气性,能减少感染风险。使用时,敷料的覆盖面积需超出伤口边缘2~3 cm,且禁止直接用手接触敷料内层。

绷带分为弹性绷带与非弹性绷带。

三角巾可折叠成不同形状(如燕尾式、环形),用于肢体包扎或悬吊。

止血带分为气囊止血带(可控压)和卡扣式止血带(便携)。禁止使用铁丝、绳索等非专用材料替代止血带。

布料优先选用洁净、柔软、吸水性好的棉质材料(如毛巾、床单等),需剪裁成宽度≥5 cm的条状。

创可贴的适用范围仅限于表浅、清洁且无异物的小创口,禁止用于关节活动部位的伤口或动物咬伤的创口。在紧急情况下,这些材料可采用沸水煮沸10分钟或紫外线照射30

分钟的方式进行临时消毒。

止血原则具体如下。

（1）做好自我防护。尽可能佩戴医用手套或不透水塑料手套，同时佩戴口罩；也可用敷料、毛巾、餐巾纸等作为临时防护层。需先确认环境安全再开展救援工作。

（2）选择合适的止血方法。应根据出血部位和出血量，选择最适宜的止血方式。

（3）若出血部位有异物残留或骨折断端外露，不可直接压迫止血。

（4）处理伤口后，需用医用消毒液、肥皂配合流动水彻底清洗双手。

（5）施救者如皮肤被划伤，并在急救时接触了任何体液，应及时报告该事故。

（6）特殊时期接触体液时，需按要求使用并穿戴卫生防疫包内的防护用品。

（7）接触患者前后，需采用"七步洗手法"揉搓双手。

（8）若发生血液污染，需先用0.5％碘伏消毒，再用流动水冲洗。

二、外伤止血处置

1 指压止血法

指压止血法又称指压动脉止血法，是对出血部位的供血动脉血管的表浅处进行压迫（压向骨面），直至压闭该血管，从而达到止血目的的方法。本方法适用于头面部和四肢的动脉出血，具体操作是用手指压迫伤口近心端的动脉，力度以伤口停止出血为宜。指压止血法是一种临时有效的措施，待血止住后，需立即换用其他止血法。

（1）头顶部或颞部出血：一侧头顶部出血时，在同侧耳前，对准耳屏上前方约2 cm处，用拇指压迫颞浅动脉止血（图5-1）。

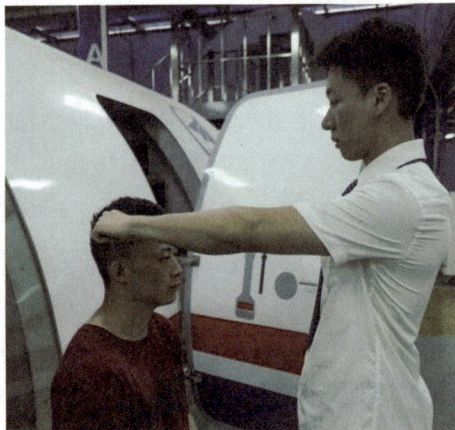

图5-1 头部或颞部出血止血

（2）面部出血：用拇指压迫下颌骨与咬肌前缘交界凹陷处的面动脉。

（3）鼻出血：患者取坐位，头稍前倾约15°，捏住鼻子不少于10分钟以控制出血。注意不要让患者仰卧，防止血液流入食管、胃或气管；可通过冰敷或冷敷鼻部周围及额部辅助止血，其间切勿擤鼻。

（4）头顶、面部大出血：压迫同侧胸锁乳突肌与气管形成的夹角处的颈总动脉止血。注意只能压迫一侧动脉，避免大脑缺血、缺氧。

（5）头枕部出血：用拇指压迫同侧耳后的突起部位下方的耳后动脉或枕动脉止血。

（6）肩、腋部出血：用拇指压迫同侧锁骨上窝，对准第1肋骨压迫锁骨下动脉。

（7）上肢出血：肱动脉位于上臂中段内侧，位置较深。若前臂及手部出血，可先在该部位摸到肱动脉搏动，再用拇指按压止血；也可选择压迫患侧腋动脉。

（8）前臂出血：将患肢抬高，用手指按压肘窝肱二头肌内侧的肱动脉末端。

（9）手掌部出血：桡动脉、尺动脉分别位于腕部掌面两侧。若腕部及手部出血，需同时按压这两条动脉才能止血。操作时将患肢抬高，用双手拇指分别压迫腕部的桡动脉和尺动脉。

（10）股动脉出血：股动脉在腹股沟韧带中点偏内侧下方可触及明显搏动。当下肢大出血时，在腹股沟中点稍下方，用双手拇指或拳头向后（或向下）用力压迫股动脉即可止血。股动脉损伤出血量大，压迫时间需延长；若转运时间较长，可尝试加压包扎辅助止血。

（11）腘动脉压迫点：在腘窝中部摸到动脉搏动后，用拇指向腘窝深部压迫，适用于小腿及以下部位严重出血。腘窝处腘动脉损伤时出血量较大，指压止血后可配合加压包扎进一步止血。

（12）手指出血：将患肢抬高，用食指和拇指分别压迫出血手指两侧的指根小动脉。若多根手指出血，可双手交叉压迫指根部止血。

（13）足部出血：用双手拇指分别压迫足背动脉和胫后动脉。

2 加压包扎止血法

加压包扎止血法是通过外部压力压迫血管，减少出血量，同时保护创面、促进凝血的急救技术。其核心原理是通过均匀施压使血管塌陷、阻断血流，适用于静脉、毛细血管及小动脉出血。

加压包扎止血法主要适用于较小血管引起的出血或渗血，开放性骨折（骨折端外露）或深部异物嵌入时则不适用。加压包扎止血法的具体方法是，先用敷料或其他干净的毛巾、手帕覆盖伤口，覆盖伤口的敷料应至少超过伤口边缘3 cm，再用绷带或三角巾加压扎紧即可（松紧程度以既能止血又能保障受伤肢体血液循环为宜）。

（1）体位调整。

协助伤员取坐位或平卧位，将受伤肢体抬高至心脏水平以上（如手臂上举、下肢垫高），利用重力减少出血。

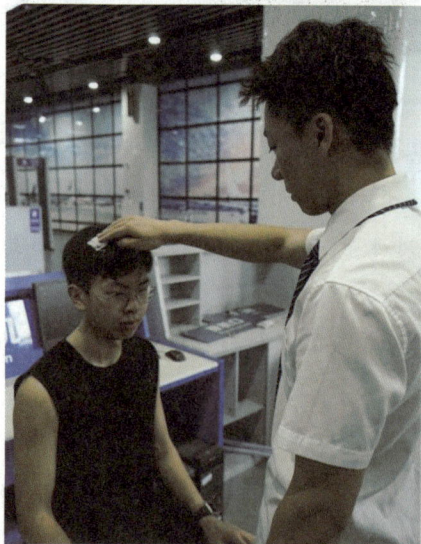

图5-2　压迫伤口

（2）伤口覆盖与加压。

选用无菌纱布、棉垫或洁净布料（如毛巾、衣物）覆盖伤口，覆盖面积需超出伤口边缘2～3 cm。用手掌或手指垂直均匀地施压于敷料，持续按压5～10分钟（图5-2）；若为深部伤口，可将敷料环绕伤段周径包裹，以增强止血效果。

（3）绷带包扎技巧。

从伤口远端向近端螺旋式缠绕，每圈覆盖前一圈的1/2～2/3，确保压力均匀。包扎松紧以能触及远端脉搏（如桡动脉、足背动脉）为宜，避免过紧导致组织缺血。关节处采用"8"字形包扎，同时保持肢体末端外露，以便观察血液循环状态。

（4）后续处理。

包扎后需立即检查伤肢末梢的颜色、温度及毛细血管充盈时间（正常应小于2秒）。若出现苍白、青紫、麻木等情况，需松解绷带重新调整。标注包扎时间后，迅速将伤员转运至医疗机构；途中每30分钟检查一次出血情况及伤肢血运状态。

③ 止血带止血法

止血带止血法多用于四肢大血管损伤且直接压迫无法止血，或其他止血方法难以适用的情况，如多处出血、肢体断离伤等。使用止血带时，应以出血停止且远端动脉搏动消失为标准。此外，需在止血带标识卡上记录止血带使用的部位及时间，并将标识卡放置在明显位置。

（1）三角巾止血带止血（图5-3）。

以上肢为例，先将三角巾或毛巾做衬垫，放置于上臂中上1/3处；再将另一条三角巾在衬垫位置环绕上臂一圈后绑成活结，用一绞棒（可用笔代替）插入活结圈内，提起绞棒并旋转，直至出血停止；最后将绞棒另一端插进活结套内拉紧固定。同时，需要将记录止血带使用部位及时间的标识卡放置在止血带附近的明显位置。

（2）橡胶止血带止血（图5-4）。

选定止血带使用部位后，需先在该处垫好布条。操作时，用左手拇指、食指和中指捏住止血带的头端，右手拉紧橡胶管并绕肢体一圈，压住头端；再绕肢体一圈后，将右手所持的尾端放入左手食指与中指之间，由食指和中指夹持尾端，从两圈止血

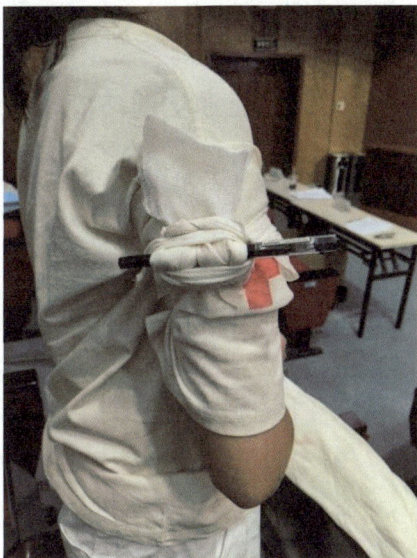

图5-3　三角巾止血带止血

带间拉出一半，形成活结。如果需要松止血带时，只要将尾端拉出即可。使用止血带时应松紧适宜，观察伤口，以不出血为度。同时，需要将记录止血带使用部位及时间的标识卡放置在止血带附近的明显位置。

（3）卡扣式止血带止血。

将伤肢抬高，在上臂的中上1/3处或大腿中上段垫好衬垫（如绷带、毛巾、平整的衣物等）。将止血带缠在肢体上，一端穿进扣环并拉紧，直至伤口不出血。最后记录止血带的安放时间。

（4）气囊止血带止血。

在上臂的上1/3处或大腿中上段垫好衬垫（如绷带、毛巾、平整的衣物等），将止血带缠在肢体上。打开充气阀开关，用充气杆充气，至压力表指针到300 mmHg（上肢）或500 mmHg（下肢），然后关紧充气阀，记录使用时间及压力值。为防止止血带松脱，使用后需在止血带外侧再缠绕几圈绷带加固。

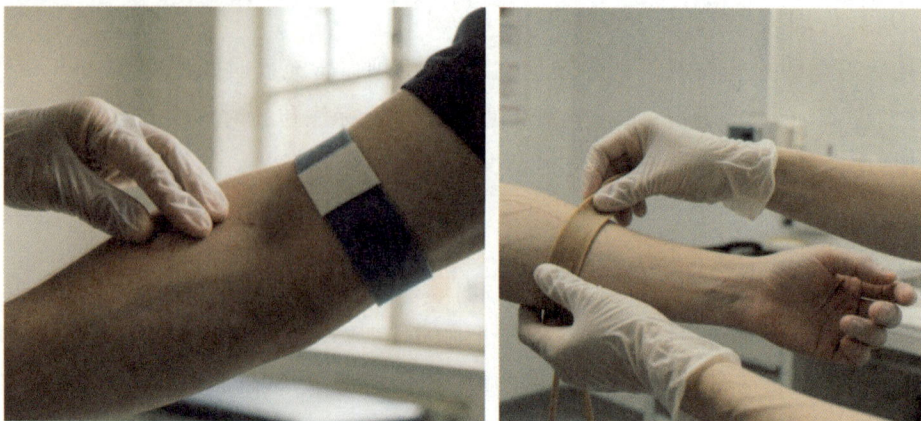

图 5-4　橡胶止血带止血

【止血带止血法的注意事项】

（1）动作要快，发现出血时不可耽误，立即止血。

（2）看准出血点，确定止血带位置，上肢止血带需扎在上臂上 1/3 处；下肢则应扎在大腿中上 1/3 处。

（3）止血带与皮肤之间需加衬垫，避免直接接触损伤皮肤。

（4）应在伤口的上方（近心端）扎止血带，尽量靠近伤口，以缩小缺血范围，最大限度保留肢体功能。

（5）止血带的松紧要适度，以出血停止且远端动脉搏动消失为宜。过松无法止血，甚至可能加重出血（若仅压住静脉，动脉持续供血而静脉回流受阻，会导致出血加剧）。气囊止血带的药理需按规范调节，通常成人上肢以 300～400 mmHg、下肢 400～600 mmHg 为宜。

（6）需在明显位置标注止血带的绑扎时间和部位。

（7）每 40～50 分钟放松一次，每次 2～3 分钟，总使用时间不超过 5 小时。这一点非常重要，若不及时放松止血带，可能会造成肢体远端缺血性坏死。

（8）禁止使用没有弹性且过细的电线、铁丝、塑料丝等物品替代止血带。

4　三类止血法的适用范围

指压止血法适用于肢体及头面部的动脉出血，通过按压动脉近心端实现快速止血。

加压包扎止血法适用于小到中等的静脉或毛细血管出血，以及四肢部位无严重污染、无异物或骨折的开放性伤口，可通过外部压力减少出血并保护创面。

止血带止血法适用于四肢较大动脉出血、其他止血方法无效时、肢体离断伤、严重创伤合并肢体出血、战时或野外急救场景，作为最后的止血手段使用，需严格规范操作以避免肢体损伤。

三类止血法的适用场景如表5-1所示。

表5-1 三类止血法的适用场景

止血方法	适用场景	详细说明
指压止血法	肢体及头面部的动脉出血	适用于头部、面部、上肢(如肩部、前臂、手部)和下肢(如大腿、小腿、足部)的动脉出血。通过按压出血部位近心端的动脉血管,临时阻断血流,达到快速止血的目的
加压包扎止血法	小到中等的静脉或毛细血管出血,以及四肢部位无严重污染、无异物或骨折的开放性伤口	适用于四肢、躯干等非关节部位的浅表伤口,如擦伤、小静脉出血等。通过外部压力减少出血量,同时保护创面
止血带止血法	四肢较大动脉出血、其他止血方法无效时、肢体离断伤、严重创伤合并肢体出血、战时或野外急救场景	适用于四肢的肱动脉、股动脉等较大动脉破裂出血,或其他止血方法无法控制的出血。使用时,将止血带在肢体的适当部位绑扎,阻断血液的流动,达到止血目的

【案例分析】

紧急救援

2025年5月15日上午10时,某学校建筑工地工人张师傅在切割钢筋时,不慎被高速旋转的砂轮片划伤左前臂内侧,伤口深达肌肉层,血液呈喷射状涌出。路过的医学生发现后立即拨打"120",并尝试用衣物按压伤口,但出血仍未控制。学生A观察到血液颜色鲜红、流速快,判断为动脉出血。由于直接按压无效,决定使用止血带止血。由于现场没有专业止血带,学生A迅速解下张师傅的腰带(宽布条),在伤口近心端(上臂中上1/3处)上方约8 cm处缠绕。此处避开前臂骨间隙,确保有效压迫肱动脉,并用随身携带的干净毛巾垫在绑扎部位,防止皮肤勒伤。随后,将腰带绕臂两圈后打结,插入短木棍绞紧,直至远端桡动脉搏动消失、出血停止。急救人员10分钟后抵达,确认止血有效。立即对伤口加压包扎并补充输液,同时每隔45分钟放松止血带1分钟以恢复部分血流。张师傅被送往医院后,医生发现止血带使用规范,未造成神经损伤或皮肤坏死。

通过此案例可见,正确使用止血带能有效控制致命性出血,但需严格遵循操作原则,并结合其他急救措施(如拨打"120"、使患者保持镇静)以提高救治成功率。

任务二 现场包扎

伤口是细菌侵入人体的门户之一,一旦被细菌感染,可能引发局部或全身严重感染,不仅会严重损害健康,甚至可能危及生命。包扎的目的有三个:一是帮助固定敷料压迫止血,二是保护伤口创面防止感染;三是固定骨折或关节,便于转运。

在急救现场最常用的包扎材料是绷带、三角巾等,此外还有四头带、多头带(腹带、胸带)、丁字带及其他临时代用品,如衣裤、毛巾、床单等,都可以在紧急情况下充当包扎材料。

一、环形包扎

环形包扎是绷带包扎中最基础的技法,通过连续环形缠绕肢体,形成均匀压力,起到保护伤口、压迫止血、固定敷料的作用。其核心原理为利用绷带张力控制出血,同时避免过度压迫影响血液循环。具体操作如下:将绷带头斜放,绕受伤部位包扎一圈后,把斜角反折,将其压在下面,然后环形缠绕数圈,每圈要将前一圈完全盖住。此种包扎方法适用于身体粗细均匀的部位,如手腕、脚踝、前额、手指及颈部;还可在其他绷带包扎法的起始和结束时,环形缠绕两至三圈,起到固定绷带的作用。

1 准备材料

选用宽度5~10 cm的弹性绷带或纱布绷带,确保洁净、无菌。伤口覆盖无菌敷料(如无菌纱布、棉垫),覆盖范围需超出伤口边缘2~3 cm。

2 起始圈固定

将绷带一端斜放于敷料上方,与肢体成45°角环绕第一圈,斜出的部分压进环形圈内。第二圈完全覆盖第一圈的斜角,形成自锁结构,防止绷带滑脱。

3 持续环形缠绕

以均匀力度环形缠绕4~5圈,每圈覆盖前一圈的1/2~2/3,确保绷带平整无皱褶。缠绕范围需超出敷料边缘至少3 cm,完整覆盖伤口区域。

4 末端固定

打结法:将剩余绷带剪成两条,交叉打结于肢体外侧,避开伤口及关节。

胶布固定:用医用胶布粘贴绷带末端,或使用绷带扣固定。

环形包扎适用于四肢、手腕、踝部、颈部、额部等粗细均匀部位。关节部位(如肘、膝、腕关节等)需改用"8"字形包扎。前臂、小腿等部位应使用螺旋包扎或螺旋反折包扎。伤口内有玻璃、木刺等异物时,需间接包扎(敷料环绕异物)。禁止直接加压,需先用无菌敷料覆盖骨折端。

包扎前用生理盐水或碘伏清洁伤口,禁止用水冲洗(烧烫伤除外)。接触伤口前需佩戴无菌手套,避免交叉感染。儿童及老年人对压力敏感,需每30分钟检查一次血运。打结避开伤口及坐卧受压部位,优先选择肢体外侧。包扎后暴露肢体末端,便于观察皮肤颜色、温度及毛细血管充盈时间(正常情况下少于2秒)。

环形包扎如图5-5所示。

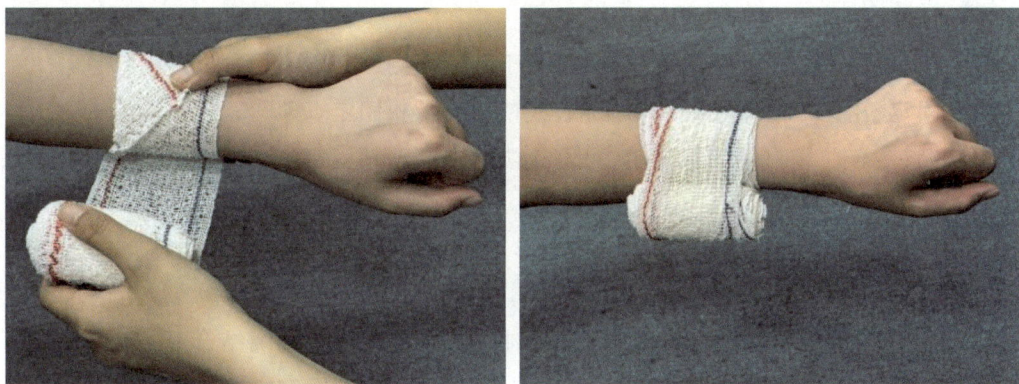

图5-5 环形包扎

二、螺旋包扎

螺旋包扎是绷带包扎技术中的核心方法之一,通过从肢体远端向近端呈螺旋状连续缠绕,形成均匀分布的纵向压力,从而起到压迫止血、保护伤口、固定敷料及支撑肢体的作用。其原理为利用绷带的张力控制出血,同时避免过度压迫影响血液循环。螺旋包扎适用于肢体粗细均匀部位的浅表伤口处理。具体操作如下:首先以环形包扎缠绕两圈,然后将绷带由远端向近端进行螺旋包扎,每一圈盖住前一圈的2/3,最后以环形包扎两圈结束,在肢体外侧固定。此种包扎方法适用于肢体粗细不等的部位,如大腿、前臂等。

① 准备材料

优先选用弹性绷带(如自粘弹性绷带等),宽度5~10 cm,确保洁净、无菌。

用无菌敷料(如无菌纱布、不粘伤口敷料等)覆盖伤口,覆盖范围需超出伤口边缘2~3 cm。

② 起始圈固定

环形起始:在伤口远端(如手腕、脚踝)进行1~2圈环形包扎,固定绷带起点。

斜角固定:若需增强稳定性,可将绷带一端斜放于敷料上方,与肢体成45°角环绕第一圈,斜出部分压入环形圈内。

3 螺旋缠绕

缠绕方向：从肢体远端向近端（如手指向手臂）呈30°角螺旋上升，每圈覆盖前一圈的1/2～2/3。

压力控制：保持均匀力度，以能触及远端脉搏（如桡动脉、足背动脉）为度，避免过紧导致缺血。

范围：缠绕范围需超出敷料边缘至少3 cm，确保完整覆盖伤口区域。

4 末端固定

打结法：将剩余绷带剪成两条，交叉打结于肢体外侧，避开伤口及关节。

胶布固定：用医用胶布粘贴绷带末端，或使用绷带扣固定。

自粘绷带：若使用自粘弹性绷带，可直接撕开末端粘贴固定。

三、螺旋反折包扎

螺旋反折包扎是绷带包扎技术中的高级技法，通过螺旋状缠绕结合反折动作，在肢体粗细不均部位形成均匀压力，从而起到压迫止血、保护伤口、固定敷料及支撑肢体的作用。其原理为利用绷带的张力控制出血，同时通过反折动作适应肢体粗细变化，避免绷带滑脱或压力不均。螺旋反折包扎适用于四肢粗细不均部位的浅表伤口处理。具体操作如下：首先以环形包扎开始，缠绕两圈，然后用拇指、食指将绷带上缘反折向下，继续螺旋缠绕，每一圈要盖住前一圈的2/3，反折线要排列整齐，呈一条直线，最后以环形包扎两圈结束。注意，反折处要避开伤口及骨骼凸起部位。此种包扎方法适用于肢体粗细明显不均部位，如前臂上1/3处、小腿下1/3处等。

螺旋反折包扎如图5-6所示。

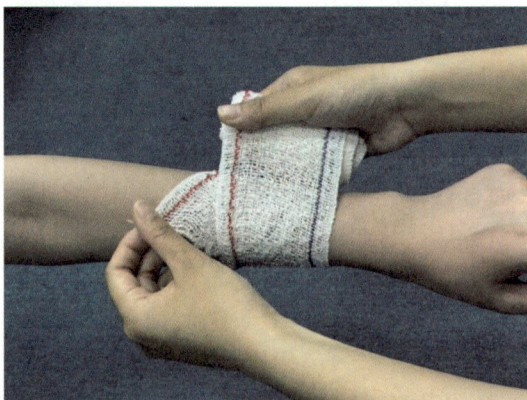

图5-6 螺旋反折包扎

1 准备材料

优先选用弹性绷带（如自粘弹性绷带等），宽度5～10 cm，确保洁净、无菌。用无菌敷料

（如无菌纱布、不粘伤口敷料等）覆盖伤口，覆盖范围需超出伤口边缘2～3 cm。

❷ 起始圈固定

在伤口远端（如手腕、脚踝）进行1～2圈环形包扎，固定绷带起点。若需增强稳定性，可将绷带一端斜放于敷料上方，与肢体成45°角环绕第一圈，斜出部分压入环形圈内。

❸ 螺旋反折缠绕

缠绕方向：从肢体远端向近端（如手指向手臂）呈30°角螺旋上升，每圈覆盖前一圈的1/2～2/3。

反折动作：当绷带缠绕至肢体变粗部位（如前臂上1/3处）时，用拇指压住绷带上方，将绷带向下反折，保持反折处与前一圈绷带平行。

压力控制：保持均匀力度，以能触及远端脉搏（如桡动脉、足背动脉）为度，避免过紧导致缺血。

范围：缠绕范围需超出敷料边缘至少3 cm，确保完整覆盖伤口区域。

❹ 末端固定

打结法：将剩余绷带剪成两条，交叉打结于肢体外侧，避开伤口及关节。

胶布固定：用医用胶布粘贴绷带末端，或使用绷带扣固定。

自粘绷带：若使用自粘弹性绷带，可直接撕开末端粘贴固定。

四、"8"字形包扎

"8"字形包扎是绷带包扎技术中的专项技法，通过模拟数字"8"的轨迹，在关节部位（如肘、膝、踝、肩）形成交叉固定，既能有效压迫止血，又能适应关节活动需求。其核心原理为利用绷带的交叉张力控制出血，同时保持关节功能位，避免包扎过紧或滑脱。"8"字形包扎适用于四肢关节（如肘关节、膝关节、踝关节、肩关节），以及手掌、足底、锁骨、枕部等不规则部位的浅表伤口处理。

下面以手腕背部为例介绍"8"字形包扎的操作方法。首先在手腕处以环形包扎缠绕两圈，然后，向远端绕手指一圈，露出小指甲床，再由下而上，反复进行"8"字形包扎，最后在手腕处环绕包扎两圈结束，固定于外侧。

❶ 准备材料

优先选用弹性绷带（如自粘弹性绷带等），宽度5～10 cm，确保洁净、无菌。用无菌敷料（如无菌纱布、不粘伤口敷料等）覆盖伤口，覆盖范围需超出伤口边缘2～3 cm。

❷ 起始圈固定

环形起始：在伤口远端（如手腕、脚踝）进行1～2圈环形包扎，固定绷带起点。

斜角固定（可选）：若需增强稳定性，可将绷带一端斜放于敷料上方，与肢体成45°角环绕第一圈，斜出部分压入环形圈内。

3 "8"字形交叉缠绕

关节上方缠绕：从关节近端向远端呈30°角螺旋上升，覆盖关节上方1/3区域。

关节下方缠绕：从关节远端向近端呈30°角螺旋下降，覆盖关节下方1/3区域。

交叉固定：在关节屈侧（如肘窝、腘窝）形成"8"字形交叉，确保绷带覆盖关节两侧。

压力控制：保持均匀力度，以能触及远端脉搏（如桡动脉、足背动脉）为度，避免过紧导致缺血。

范围：缠绕范围需超出敷料边缘至少3 cm，确保完整覆盖伤口区域。

4 末端固定

打结法：将剩余绷带剪成两条，交叉打结于肢体外侧，避开伤口及关节。

胶布固定：用医用胶布粘贴绷带末端，或使用绷带扣固定。

自粘绷带：若使用自粘弹性绷带，可直接撕开末端粘贴固定。

"8"字形包扎如图5-7所示。

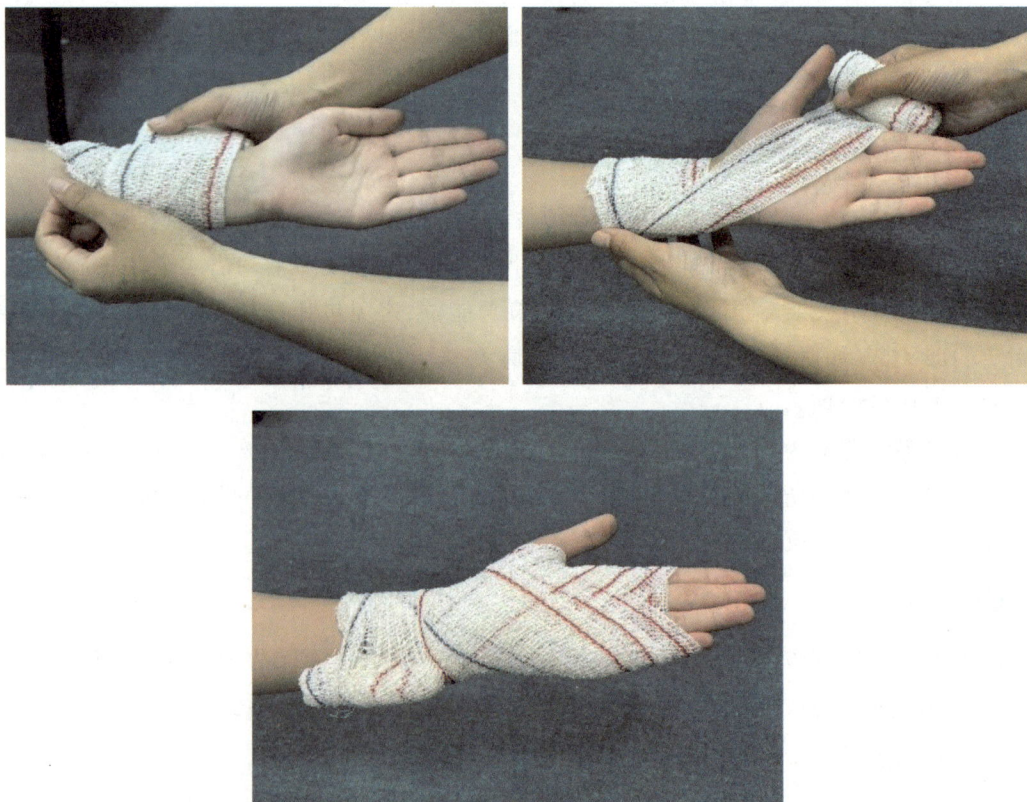

图5-7 "8"字形包扎

以上四种包扎的适用场景如表5-2所示。

表 5-2　四种包扎的适用场景及详细说明

包扎方法	适用场景	详细说明
环形包扎	肢体粗细均匀部位的包扎,或作为其他包扎方法的起始和结束	环形包扎是最基本的包扎方法,适用于肢体粗细均匀的部位,如手腕、额头、颈部等。它通常作为其他包扎方法的起始和结束步骤,用于固定敷料或绷带的起始端和结束端
螺旋包扎	四肢、躯干等部位的包扎,尤其适用于肢体粗细相差不多的部位	螺旋包扎法适用于四肢、躯干等部位的包扎,尤其适用于肢体粗细相差不多的部位。它按照一定的倾斜角度(通常为30°角)螺旋状缠绕肢体,能够均匀地施加压力,适用于浅静脉出血、皮下血肿等
螺旋反折包扎	四肢粗细不等部位(如前臂、小腿)的包扎,或用于包扎由粗细均匀向粗细不均匀过渡的部位	螺旋反折包扎法是在螺旋包扎的基础上进行反折,适用于四肢粗细不等部位(如前臂、小腿等)的包扎。此种包扎能够在粗细不等的部位保持均匀的压力,避免绷带滑脱或过紧
"8"字形包扎	关节部位(如肘关节、膝关节、踝关节、肩关节)的包扎,或用于包扎手掌、足底、锁骨、枕部等不规则部位	"8"字形包扎法因其形状像数字"8"而得名,适用于关节部位的包扎,如肘关节、膝关节、踝关节、肩关节等。它能够有效地固定关节,减少关节活动,促进伤口愈合。同时"8"字形包扎也适用于手掌、足底、锁骨、枕部等不规则部位的浅表伤口处理

【案例分析】

机场应急救护

　　在繁忙的国际机场 T2 航站楼,正值暑期旅游高峰,人潮涌动。中年乘客王先生正匆匆赶往登机口,他一只手拖着沉重的行李箱,另一只手翻看着登机牌,不慎在湿滑的大理石地面上滑倒。这一跤摔得不轻,王先生本能地用手撑地,左手腕关节被行李箱的金属边角划开一道约 5 cm 长的伤口,鲜血瞬间渗出,很快染红了衣袖。

　　周围乘客见状,立刻围了过来。一位热心乘客迅速跑到附近的信息咨询台说明情况,机场工作人员立刻过来了解情况并联系机场医疗急救中心,通过广播系统寻找现场的医护人员,同时引导人群保持安全距离,确保空气流通。不到 3 分钟,2 名机场急救人员携带急救箱赶到现场。他们迅速评估王先生的伤情:意识清醒,伤口出血活跃,无骨折迹象,属于浅表切割伤。急救人员首用无菌生理盐水清洗伤口,清除异物和血渍,随后用碘伏棉球消毒。考虑到伤口位于手腕这一粗细均匀的部位,且出血量适中,急救人员决定采用环形包扎进行处理。他们取出一卷无菌绷带,从伤口近心端(即靠近身体的一侧)开始,以环形方式缠绕手腕。每一圈都紧密而均匀,确保每圈覆盖前一圈的 1/2～2/3,既提供了足够的压力以止血,又避免了过紧影响血液循环。包扎完成后,急救人员检查了末梢血液循环(如手指颜色和温度),确认无异常后,用胶布固定绷带末端。急救人员向王先生解释了伤口情况和处理措施,并建议他前往机场医疗中心进行进一步检查,必要时缝合伤口并注射破伤风疫苗。考虑到王先生即将登机,急救人员还为他准备了便携式冰袋,以减轻肿胀和疼痛,并叮嘱他登机后注意伤口保护,避免感染。

在本案例中,环形包扎因其操作简便、止血效果好、适用于肢体粗细均匀部位等特点,成为处理王先生手腕伤口的理想选择。机场急救人员通过专业评估,准确判断伤情,迅速采取合适的包扎方法,有效控制了出血,为后续治疗赢得了时间。

任务三 骨折固定

骨折固定是创伤救护的一项基本任务,正确良好的固定能迅速减轻伤员的伤痛,减少出血和肿胀,防止损伤神经、血管,避免严重的并发症。在创伤现场,如果有疑似骨折的表现,应先按骨折来进行现场固定。

骨折有多种分类方式,通常可分为开放性骨折、闭合性骨折和粉碎性骨折。

(1)开放性骨折是指骨折处的皮肤或黏膜破裂,骨折部位与外界相通。

(2)闭合性骨折是指骨折断面位于皮肤内部,骨折部位伴有疼痛、变形以及功能障碍等症状。

(3)粉碎性骨折通常是指骨折后断骨碎裂成三片以上。

骨折的固定材料非常多,常见的有用于固定颈椎损伤的颈托、固定四肢骨折的塑形夹板、固定脊柱损伤的脊柱板与头部固定器、固定躯干的躯干夹板,此外,还有应用较为广泛的充气夹板和卷式夹板。在紧急情况下,手边没有以上的固定器材时,可以就地取材,用树枝、木板等充当临时夹板进行固定。

一、颈椎骨折固定

颈椎骨折固定是急救医学中的核心技术,旨在通过限制颈椎活动,避免脊髓二次损伤,为后续治疗(如手术复位、神经减压)创造条件。颈椎是脊柱最脆弱的节段,骨折后若处理不当,可能导致高位截瘫甚至死亡,因此规范的颈椎骨折固定是挽救生命与功能的关键。具体操作如下:让伤者的头颈与躯干保持在同一直线位置;将木板放置在伤者头部下方直至臀部下方,用棉布、衣物等将伤者颈部和头部两侧垫好,防止其头部左右摆动;接着用绷带或布带将伤者的额部、肩部、躯干以及臀部固定在木板上,确保整体稳固。

1 头部制动

施救者跪于伤员头部前方,双手拇指置于伤员前额,其余手指固定伤员耳后及下颌,保持头颈中立位,防止颈椎屈曲或旋转。

2 器械固定

优先使用专业颈托(如费城颈托),调整至贴合伤员下颌与胸骨切迹的位置,注意避免固定过紧影响呼吸。无颈托时,可用折叠好的衣物、硬纸板或杂志卷成环状来固定颈部,并在两侧用绷带或布条加以固定。

3 全身制动

将伤员平移至脊柱板,头部两侧放置沙袋或衣物进行固定,确保头部与躯干在同一直线上。若需为伤员翻身,需由3人协同操作,操作过程中要始终保持伤员的头、颈、胸、腰、臀呈一条直线,避免身体扭曲。

颈椎骨折后严禁随意活动颈部或按摩,以免加重脊髓损伤。颅骨牵引重量需根据骨折类型进行适当调整(通常为体重的$1/15\sim1/10$),避免牵引过度导致神经根损伤。高位颈椎骨折可能影响膈神经,需密切观察伤员的呼吸频率、血氧饱和度,必要时行气管插管。若伤员出现低血压情况,可能提示存在脊髓休克或血胸,需每小时监测其血压和心率。

二、前臂骨折固定

前臂骨折固定是针对尺骨骨折和桡骨骨折的急救与治疗措施,核心目的是通过稳定骨折部位,防止二次损伤、减轻疼痛,并为后续愈合创造条件。常见固定方法包括以下几种。

(1)夹板固定。

将一块合适的夹板放置在伤肢下方,使用2条带状三角巾或绷带把伤肢与夹板固定在一起;再用一块燕尾式三角巾悬吊伤肢;最后用一条带状三角巾的两底边分别绕胸部和背部,在健侧腋下打结,完成固定。

(2)三角巾躯干固定。

先让伤员未受伤的手轻托住受伤侧手腕,使肘关节成90°角,采用大悬臂法将前臂悬吊于胸前,然后,取另一条三角巾,将其折叠成宽条带状,用这条宽条带固定伤肢的上臂,在对侧腋下打结,从而将伤肢固定于躯干。

(3)支具固定。

支具固定适用于轻度骨折或骨折康复期。其特点是轻便且可调节,适合日常活动,但稳定性较弱,需结合其他方法用于不稳定骨折。

前臂骨折固定流程主要包含以下几种情况。

(1)急救处理与评估。

确保伤员处于安全环境,评估其意识、出血及骨折情况。若有开放性伤口,需先止血并清创;脱去受伤侧衣物,注意避免移动骨折端,以防造成二次伤害。若现场没有夹板,可用三角巾、衣物等将前臂屈曲后悬吊于胸前,以此减少伤肢活动。

（2）夹板固定操作步骤。

材料选择:选取两块夹板,长度需覆盖肘关节至腕关节,以确保能固定上下关节。

体位摆放:让伤肢屈肘90°,掌心向内,放置棉团使腕关节稍背屈。

夹板固定:将两块夹板分别置于前臂内侧和外侧,使用绷带或三角巾固定骨折近端、远端及手掌部。固定时要露出指尖,以观察血液循环情况,若手指发凉、发紫或麻木,需立即调整松紧度。

悬吊固定:用大悬臂带将前臂悬吊于胸前,以减少肿胀。

三、脊柱骨折固定

脊柱骨折固定是针对脊柱骨折的急救与治疗措施,其核心目的是稳定骨折部位,防止二次损伤,减轻疼痛,并为骨折愈合创造条件。具体操作如下:使伤员仰卧,头枕部垫一薄枕,使头部处于正中位置,注意不要让头部前屈或后仰,再在头部两侧各放置一个枕头,随后用一条带子绕过伤员额部,对头部进行固定,限制头部晃动,最后分别用条带自上而下将伤员的躯干和下肢固定在硬担架或脊柱板上。

1 急救处理

让伤员保持平卧姿势,避免随意移动,防止脊髓受到进一步损伤。若伤员出现呼吸困难,要及时采取措施保持呼吸道通畅;若伤员存在胸腔内出血,则需进行胸腔闭式引流。使用硬板担架、门板或脊柱搬运板搬运伤员,保持脊柱轴线稳定,避免扭曲或旋转。整个搬运过程至少需要3人协同操作,其中1人负责固定伤员头部,另外2人分别托住伤员的躯干和下肢。使用颈托固定患者颈部,若现场没有颈托,可临时用毛巾卷垫在颈部两侧进行固定。胸腰椎骨折者则用脊柱板或腰围进行固定,避免伤员坐起或弯曲。

2 专业固定操作

对于颈椎外固定,需要佩戴颈托或头颈胸支具,固定时间一般为2～3个月,其间应避免颈部活动。对于胸腰椎固定,则需要伤员卧床3个月,之后逐渐进行康复锻炼。

3 固定后处理

监测伤员的末梢循环(如手指、脚趾颜色和温度)情况,安排伤员定期复查X线或CT。若出现疼痛加剧、感觉异常或活动受限,需及时就医,对固定措施进行调整。此外,要定期对伤员进行康复训练指导。早期伤员可以进行床上锻炼(如采用五点支撑法、小飞燕等动作),以增强腰背肌力量;后期伤员可尝试游泳、平板支撑等核心肌群训练,但要避免弯腰提重物。

脊柱骨折固定需根据骨折类型、位置及伤员情况选择合适方法,并严格按照流程操作。急救阶段以稳定骨折、防止二次损伤为主,后续治疗需结合专业医疗手段,确保骨折能够顺利愈合,功能得以有效恢复。进入康复期后,伤员需进行科学合理的锻炼,避免过早负重或进行剧烈运动,以此预防并发症的出现。

三种骨折固定类型的适用场景及详细说明如表5-3所示。

表5-3　三种骨折固定类型的适用场景及详细说明

固定类型	适用场景	详细说明
颈椎骨折固定	颈椎骨折或脱位,需保持颈椎稳定,防止脊髓进一步损伤	当发生颈椎骨折或脱位时,应使用颈托、头颈胸支具或哈罗架等固定工具,以此维持颈椎的稳定状态,防止进一步损伤。这类固定的持续时间通常为2~3个月,其间需避免颈部活动
前臂骨折固定	前臂尺骨和桡骨骨折,需稳定骨折部位,防止二次损伤	前臂骨折时,根据骨折类型(如稳定性骨折、粉碎性骨折等)选择合适的固定方式,常用的有夹板固定、石膏固定、支具固定或者手术内固定。急救阶段以稳定骨折、防止二次损伤为主,后续治疗需结合专业医疗手段,确保骨折能够顺利愈合,功能得以有效恢复
脊柱骨折固定	脊柱骨折,需保持脊柱轴线稳定,防止脊髓损伤	脊柱骨折时,根据骨折部位(如颈椎、胸椎、腰椎等)和严重程度选择合适的固定方法。外固定方法包括颈托、支具等,适用于稳定性骨折;内固定方法如椎弓根螺钉系统,适用于严重骨折或脊髓损伤。搬运时,必须保持脊柱稳定,防止出现扭曲,从而确保伤员的安全

【案例分析】

前臂骨折固定在景区急救中的应用

在风景秀丽的景区,正值旅游旺季,游客络绎不绝。游客李先生在攀登陡峭山路时不慎踩空,身体失去平衡,左手臂本能地撑地以缓冲坠落的冲击力。然而,巨大的力道导致他的左前臂严重扭曲,显然发生了骨折。李先生痛得脸色苍白,周围游客见状纷纷围拢过来,有人拨打景区急救电话,有人则尝试安抚他。

景区急救人员迅速赶到现场后,先评估李先生的意识状态,确认他清醒且能配合。他们观察伤肢后,发现左前臂明显肿胀、变形,且有开放性伤口出血,初步判断为前臂骨折。一名急救人员立即用无菌纱布压迫伤口止血,减少血液流失;另一名则小心地将李先生的伤肢固定在舒适位置,避免因进一步移动造成二次损伤。考虑到李先生是前臂骨折,且伤口有开放性出血,他们决定采用夹板固定法。这种方法能提供稳定支撑,减少骨折端移动,同时便于观察和处理伤口。

急救人员首先用无菌生理盐水清洗伤口,清除异物和血渍,随后用碘伏棉球消毒。他们取出两块备好的夹板,分别置于前臂掌侧和背侧,确保夹板长度超过骨折部位上下两个关节。接着用绷带或三角巾将夹板与伤肢固定牢固,注意松紧度适中,既要保证稳定性,又要避免过紧影响血液循环。在固定过程中,急救人员不断与李先生沟通,缓解他的紧张情绪,同时确认固定后的伤肢感觉舒适,无麻木、刺痛等异常。之后检查末梢血液循环(如手指颜色和温度),确认无异常后,用胶布固定绷带末端。他们还为李先生准备了便携式冰袋以减轻肿胀和疼痛,叮嘱他下山后注意保护伤肢,避免感染,并向他说明伤情及处理措施,建议他前往景区医疗中心进一步检查,必要时进行手术复位和内固定。

景区急救人员通过专业评估,准确判断伤情,迅速采取合适的固定方法,有效控制了伤情发展,为后续治疗赢得了时间。

任务四 伤员搬运

一、伤员搬运概述

伤员搬运是指在创伤现场进行紧急止血、包扎等初步救护后,救护员必须迅速且安全地将伤员送到医院或救护站,以便伤员接受进一步治疗,以免延误抢救治疗时机并可防止再次受伤。但是,除非绝对必要,否则不要随意移动伤员。

二、伤员搬运注意事项及要求

(1)搬运伤员前,需先仔细检查其头部、颈部、胸部、腹部以及四肢是否存在损伤。若发现有损伤,应先进行急救处理,之后再实施搬运。

(2)搬运时要根据伤情灵活地选用不同的搬运工具和搬运方法。

(3)按伤情不同,注意搬运的体位和方法。搬运动作要轻柔且迅速,避免震动,尽可能减轻伤员的痛苦,并争取在短时间内将伤员送至医院进行抢救治疗。

(4)对于伤情较重或者搬运路途较远的伤员,要做好途中护理工作。密切观察伤员的神志、呼吸、脉搏以及伤势的变化情况,随时做好进行心肺复苏的准备。

(5)对于上了止血带的伤员,要详细记录上止血带和放松止血带的时间。

(6)搬运脊柱骨折的伤员时,务必保持伤员身体固定。若是颈椎骨折的伤员,除身体固定外,还需安排专人牵引固定其头部,防止头部移动。

(7)使用担架搬运伤员时,一般头略高于脚,但如果是休克伤员,则脚略高于头。行进过程中,伤员的脚在前、头在后,以便于观察伤员的情况。对于有脑脊液耳漏、鼻漏的伤员,应将头部抬高30°。昏迷伤员则要将头部偏向一侧。

(8)用汽车运送伤员时,床位要固定,防止车辆颠簸、刹车导致伤员再度受伤或引发疼痛。

三、搬运方法

❶ 单人搬运

（1）扶行法：搬运者将伤员的一只手搭在自己的肩上，协助其行走。

（2）抱持法：搬运者将伤员的一只手臂搭在自己肩上，自己一只手托住其背部，另一只手托住其腿部。

（3）背负法：搬运者将伤员背在背上，将其双手搭在自己双肩上，再用自己的手从伤员腿部绕过，向上托住其臀部。

（4）消防员背负法：这种搬运法需要较大力量，适用于搬运者较强壮或伤员体重较轻的情况，尤其适合在不规则地势下搬运意识不清或完全无法行走的伤员。

（5）拖行法：利用毛毯或衣服进行搬运（图5-8）。

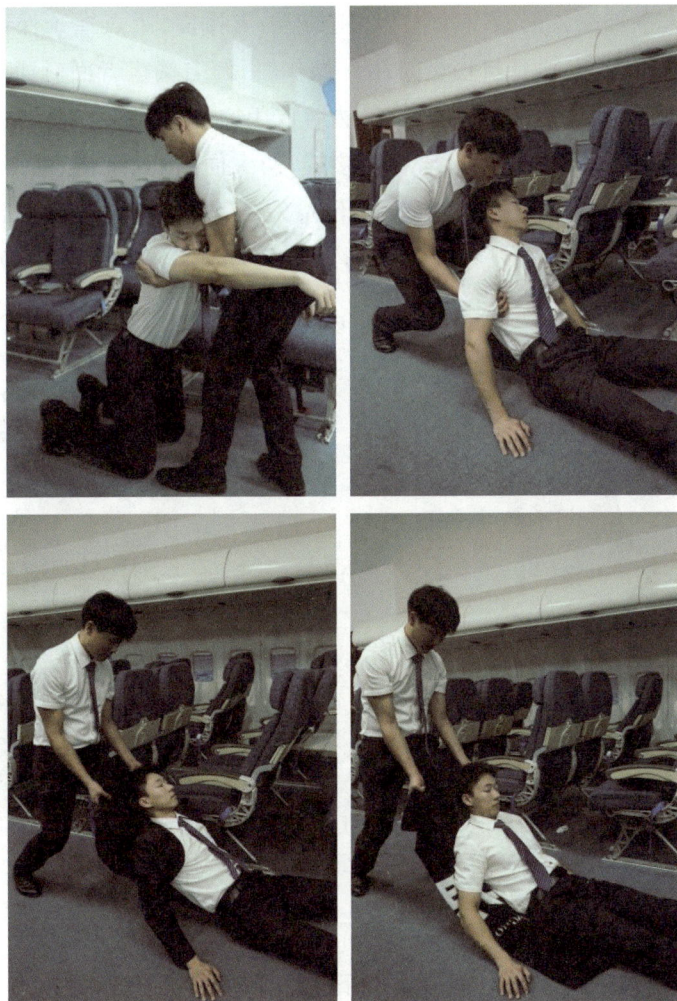

图5-8　拖行法

2 双人搬运

双人搬运是急救医学中常用的伤员搬运技术,适用于无法自行移动、体重较重或行动受限的伤员。其核心目的在于通过两人协同配合操作,稳定地支撑伤员的身体,防止二次损伤,高效地完成伤员的转移。双人搬运的常见方法包括"田"字交叉法和椅托法,两者在操作细节和适用场景上存在差异。

(1)"田"字交叉法。

两名搬运者双手交叉形成"田"字形(图5-9),伤员坐于其上。A搬运者位于伤员头部后方,双手从伤员腋下穿过,环抱住其胸背部,并将伤员的两前臂交叉放在胸前。B搬运者反身位于伤员两腿中间,双手抓紧伤员的踝部(也可单手抓踝,腾出另一只手拿急救包)。两人同时屈膝、挺直腰部,同步发力抬起伤员,保持其身体水平。使伤员身体紧贴A搬运者,避免下垂或扭曲。A搬运者主导步伐,B搬运者跟随,保持速度一致。

(2)椅托法。

椅托法适用于将意识不清的伤员移到椅子上或担架上,或者在狭窄的地方进行搬运。该方法是通过两人手部交握形成一个类似"座椅"的支撑面,重点在于保证搬运的稳定性。不过,脊柱、颈椎、骨盆或大腿骨折伤员禁用。操作时,两名搬运者面对面站在伤员两侧,各自将靠近伤员一侧的手穿过伤员大腿下方,然后双手交握,形成"座椅"状。另一只手则支撑住伤员背部,确保伤员身体紧贴搬运者。接着,两人同时屈膝、挺直腰部,同步发力托起伤员,保持其身体轴线一致。搬运过程中,伤员双手可扶住救护者肩部,以增强稳定性(图5-10)。两名搬运者保持步伐一致,转向时以足部为轴小幅度调整,避免扭曲伤员身体。

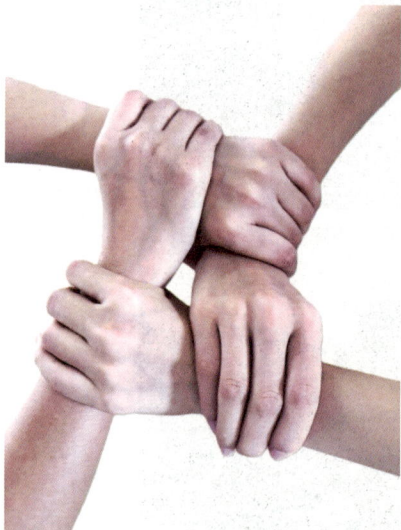

图5-9 "田"字交叉法

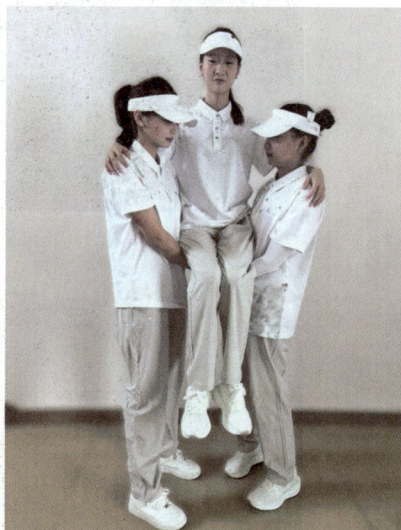

图5-10 椅托法

3 多人搬运

多人搬运是指需要三个及以上人员协同配合完成的搬运任务,常见于急救、物流、建筑等领域。其核心目的在于通过团队协作,安全且高效地转移伤员或物品,降低二次损伤的风险。除非绝对必要(如有专业医护人员或现场不安全),否则严禁随意移动伤员,该方法尤其适用于有脊柱损伤的伤员。搬运时,3～4人单膝跪地于伤员同一侧,抱住伤员的头、颈、肩、背、腰、臀、膝、踝等部位,同时用力,平稳地将伤员抬起,确保伤员的脊柱保持在同一轴线上,随后齐步前进。

(1)体位摆放。

伤员保持平直,避免扭曲(尤其脊柱损伤的伤员)。如果使用担架搬运,应让伤员头朝后、脚朝前,这样便于观察伤员病情变化。

(2)同步托起。

多人同时屈膝、挺直腰部,同步发力托起伤员。托起过程中,要让伤员身体紧贴搬运者,防止伤员身体下垂或摇晃。

(3)平稳移动。

搬运过程中,所有人要保持步伐一致,转向时以足部为轴进行小幅度调整。途中要密切观察伤员的面色、呼吸以及舒适度等情况,根据实际情况及时调整搬运速度或暂停休息。

(4)特殊场景调整。

上下楼梯时,采用倒退法,由下方的搬运者控制步伐,上方的搬运者辅助支撑,确保伤员安全。在狭窄空间中,使用担架或椅托法,保持伤员身体水平。长距离搬运时,搬运者要轮流替换,避免因疲劳导致动作变形,影响搬运安全和伤员舒适度。

多人搬运如图5-11所示。

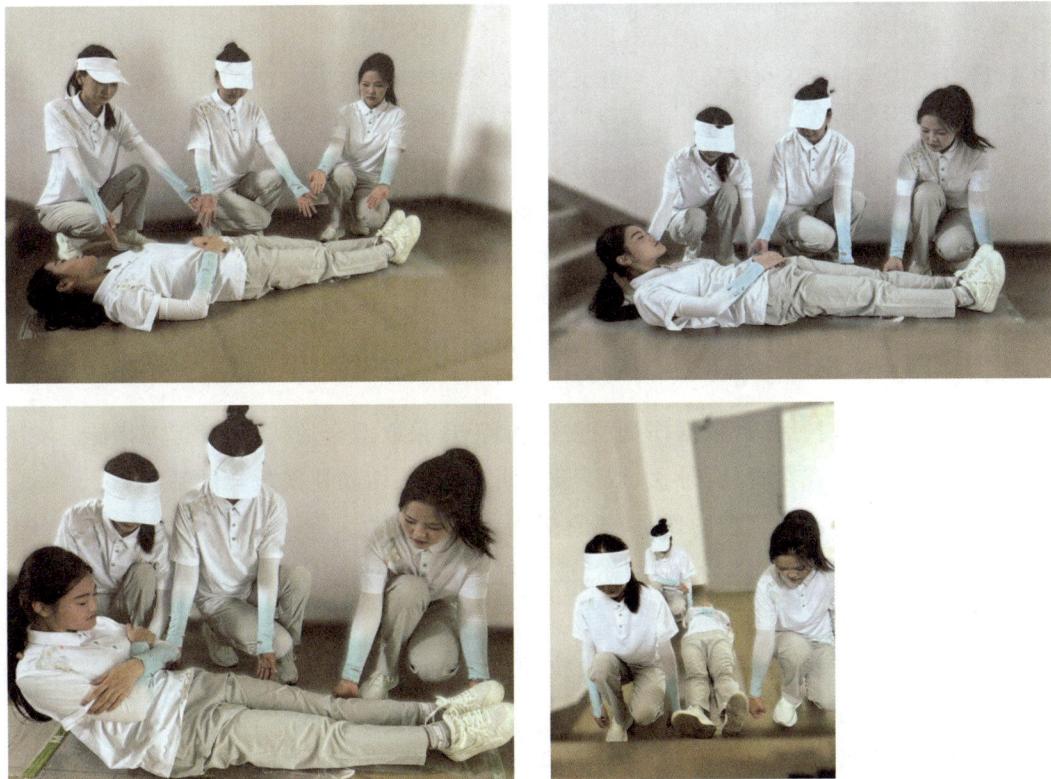

图5-11 多人搬运

三种伤员搬运方式的适用场景及详细说明如表5-4所示。

表5-4 三种伤员搬运方式的适用场景及详细说明

搬运方式	适用场景	详细说明
单人搬运	伤员体重较轻、无严重骨折或伤势	适用于伤员能够自主行动或仅需简单扶持的情况,如单人扶行法、抱持法、背负法等
	紧急情况下快速转移伤员	在火灾、地震等紧急情况下,若伤员伤势不重,可采用单人搬运(如拖行法)快速转移至安全区域
	狭窄空间或特殊环境	可使用拖行法在狭窄通道或火灾浓烟环境中转移伤员,避免二次伤害
双人搬运	伤员体重较重或有骨折	适用于伤员无法自主行动,但无脊柱、颈椎等严重骨折的情况,如双人徒手搬运法、椅托法、双人拉车法等
	空间狭窄或需要快速转移	在狭窄楼道、楼梯等环境中,双人搬运可更灵活地转移伤员,确保安全
	伤员意识清醒,能配合搬运	双人扶行法适用于伤员意识清醒,能用双手或单手抓住搬运者,保持身体平衡
多人搬运	伤员伤势严重,有脊柱、颈椎等骨折	适用于伤员伤势严重,需多人协同搬运以保持伤员身体稳定的情况,如四人搬运法、三人搬运法等,确保脊柱轴线稳定,防止二次损伤
	紧急情况下快速转移至安全区域	在交通事故、火灾等紧急情况下,若现场存在安全隐患,需多人协作快速转移伤员,争取救治时间。
	专业急救人员到达前的临时搬运	在专业急救人员到达前,若伤员伤势严重,需多人协作进行临时搬运,以等待专业救援,避免二次伤害

四、搬运注意事项

（1）完成现场救护后,需依据伤员的伤情和特点,采取适合的扶行、背运等措施。

（2）若怀疑伤员存在脊柱、骨盆、双下肢骨折的情况,切勿让伤员尝试站立。

（3）对于怀疑有肋骨骨折的伤员,不宜采用背运的方式。

（4）伤势较重,出现昏迷、内脏损伤,或者有脊柱、骨盆、双下肢骨折的伤员,应尽量使用担架等搬运器材进行搬运。

（5）搬运过程中要保持平稳,避免生拉硬拽,防止损伤加重,尤其要注意保持脊柱轴位,防止进一步损伤。

（6）要将伤员妥善固定在担架上,防止其头部扭动以及因过度颠簸而受到伤害。

（7）转运途中要密切观察伤员的呼吸、脉搏变化情况。

【案例分析】

和时间赛跑

2025年1月,在某景点的栈道区间,55岁男性游客田某因雨后栈道湿滑,不慎从3米高的观景台坠落。现场目击者称,伤者落地时呈俯卧位,自述腰部剧烈疼痛,且双下肢存在感觉障碍,初步判断为脊柱骨折。

景区急救站的医护人员携带急救箱、铲式担架、颈托等装备,在5分钟内抵达现场。排除颈椎损伤后,他们决定采用四人平托法配合铲式担架进行转运。医护人员在伤者头部两侧放置沙袋固定,用真空固定垫固定胸腰段,并用三点式安全带固定其胸部、骨盆及大腿;担架表面铺设压力分散垫。转运时采用"四人抬四人护"模式:抬行组保持每分钟40步的匀速行进,每5分钟复核一次伤情,确认固定装置无移位。最终,医护人员将伤者送达景区医疗中心,经治疗,游客脱离危险。

在本案例中,现场人员的统筹协调起到关键作用,确保搬运过程有序进行。四人平托法配合铲式担架,结合头部沙袋固定、胸腰段真空固定垫及三点式安全带等措施,有效维持了脊柱轴线稳定。其快速响应机制、专业化装备以及先进的管理理念,为乘客的医治赢得了时间。

【拓展阅读】

头部外伤

登机过程中,一位乘客因行李放置不当,导致电脑包掉落,砸中一位老者头部。老者受伤部位立刻肿胀并开始流血。乘务长得知情况后,立即放下手头工作赶去查看并展开救助:她先指派一名乘务员取来急救箱,为老者止血、冰敷,同时安抚伤者及家属;安排另一名乘务员广播寻找医生,自己则询问老者是否头晕,密切观察有无内出血迹象。在救助与安抚的同时,乘务长安排人员向旁观者了解事发经过,照护伤者并向周围2~3名乘客收集证据,随后向机长报告情况:有乘客受伤,出血已经止住,乘客要求找医生,已广播找过医生,但飞机上没有。报告后,乘务长继续安抚伤者,并向其他乘客解释:登机已完毕,因需等待救护车处理伤情,舱门暂未关闭,可能导致延误,请大家返回座位并保持过道通畅,以便救护人员快速施救。医生登机检查后确认老者无大碍,老者也表示愿意继续行程。为避免以后双方可能产生的纠纷,乘务组留下肇事乘客和受伤乘客的信息及联系方式,填写相关单据请机长签字并在乘务日志中做好记录。

【思考与练习】

实训任务1:止血技术实训

任务目标

掌握指压止血、加压包扎止血、止血带止血的操作规范与适用场景。

工具准备

无菌纱布、绷带、三角巾、止血带(或替代品,如皮带)、记录标签、记号笔。

操作步骤

1.指压止血法

(1)定位动脉:根据出血部位选择近心端或远心端动脉按压点。

(2)按压手法:用拇指或手掌根部垂直按压,力度以阻断血流且远端无脉搏为准。

(3)适用场景:适用于动脉出血的紧急控制,但需配合后续加压包扎。

2.加压包扎止血法

(1)覆盖伤口:用无菌纱布或洁净布料直接覆盖创面,避免污染。

(2)加压缠绕:用绷带螺旋式缠绕,施加均匀压力,注意远端血液循环情况。

(3)固定包扎:用三角巾或胶布固定尾端,标记包扎时间。

3.止血带止血法

(1)定位:伤口近心端5~10 cm处,避开关节(如上臂中上1/3处)。

(2)垫衬垫:用毛巾或衣物包裹皮肤,防止勒伤。

(3)绑扎与绞紧:使用止血带或替代品(宽布条)绕肢体两圈,插入绞棒收紧至出血停止。

(4)时间记录:标记使用时间,每45~60分钟放松1分钟。

评价关键点

(1)若血液渗透外层绷带,需叠加新纱布时是否拆除原有包扎。

(2)止血带是否用于前臂、小腿等骨间隙部位,总使用时间是否超过2小时。

实训任务2:包扎技术实训

任务目标

熟练应用环形包扎、螺旋包扎、螺旋反折包扎、"8"字形包扎处理不同部位创伤。

绷带、三角巾、无菌纱布、胶布、模拟四肢/关节创伤的模型。

使用场景及操作步骤

1.环形包扎

(1)适用场景:手腕、额部等小范围伤口。

(2)操作步骤:绷带绕伤口同一位置重叠3~4圈,尾端用胶布固定或撕开打结。

2.螺旋包扎

(1)适用场景:前臂、大腿等粗细均匀部位。

(2)操作步骤:从远端向近端螺旋缠绕,每圈覆盖上圈的1/2~2/3,尾端固定。

3.螺旋反折包扎

(1)适用场景:小腿等粗细不均部位。

(2)操作步骤:每绕2~3圈反折绷带一次,形成"V"形褶皱,确保贴合肢体。

4."8"字形包扎

(1)适用场景:肘、膝、踝关节或足跟等部位。

(2)操作步骤:绷带交叉绕"8"字形,交替覆盖关节两侧,末端固定于关节上方。

训练要点

(1)压力控制:包扎后需检查远端血液循环(如甲床颜色、温度等)情况。

(2)无菌操作:开放性伤口需先覆盖无菌纱布再包扎。

评价关键点

(1)包扎部位是否贴合,有无松散或过紧现象。

(2)是否根据伤口位置正确选择包扎方式。

(3)是否遵循无菌原则(如直接接触伤口使用纱布)。

实训任务3:骨折固定技术

任务目标

掌握四肢骨折的临时固定原则与操作方法。

工具准备

夹板(或较厚的杂志、硬纸板)、三角巾、绷带、衬垫、模拟四肢骨折的模型。

操作步骤

(1)评估与预处理。

(2)确认骨折部位(畸形、异常活动)并优先止血。

(3)开放性骨折需用无菌纱布覆盖伤口,避免污染。

固定材料选择

(1)夹板长度:需超过骨折上下两个关节(如小腿骨折固定踝、膝)。

(2)衬垫保护:在夹板与皮肤间填充软布,防止压伤。

固定与绑扎

(1)上肢骨折:用三角巾悬吊于胸前,肘关节屈曲90°。

(2)下肢骨折:夹板固定后避免负重,用绷带分段绑扎(松紧以插入1指为宜)。

训练要点

(1)制动原则:固定范围需涵盖骨折处及相邻关节。

(2)血运观察:固定后检查远端脉搏和皮肤颜色。

评价关键点

(1)是否优先处理开放性骨折的污染风险。

(2)夹板长度是否覆盖骨折上下关节。

(3)绑扎松紧度是否适宜(无肢体肿胀或麻木)。

实训任务4:伤员搬运方法

任务目标

掌握不同伤情下的安全搬运技术,注意避免二次损伤。

工具准备

硬质担架(脊柱固定型)、软担架、折叠轮椅、颈托、毯子、模拟伤员模型。

操作步骤

（1）评估伤情与环境。

（2）确认伤员意识、出血情况，以及是否存在骨折或脊柱损伤的风险。

（3）优先处理危及伤员生命的出血或窒息等情况，再实施搬运。

训练要点

（1）脊柱保护：始终以"轴线翻身"原则操作，避免脊髓损伤。

（2）团队协作：搬运时需统一指令，保持动作同步。

评价关键点

（1）是否优先处理致命伤（如大出血等）。

（2）脊柱损伤搬运时是否使用硬质担架并固定轴线。

（3）操作过程中伤员是否平稳、有无二次损伤。

教学视频

情境导入

　　在全球化时代,突发公共卫生事件的发生频率大幅增加。由于人员和商品大规模流动与广泛流通,任何卫生健康风险都不再局限于世界某一特定区域。传染病疫情频繁出现,包括2003年的严重急性呼吸综合征(SARS)、2009年的甲型H1N1流感,2014年的野生型脊髓灰质炎病毒国际传播、2014年西非埃博拉疫情、2015年韩国中东呼吸综合征(MERS)疫情、2015—2016年的寨卡病毒美洲大流行,以及2020年前后新型冠状病毒感染。

　　突发公共卫生事件具有现场不确定性、独立性、跨学科性等特点,同时应急响应须具备灵活性与紧迫性。正因如此,这类事件常常会遭遇各种意想不到的状况,陷入复杂的局面。再加上现代交通便捷(如飞机、轮船、高铁等),若防控不当极易加速病毒传播。我们只有具备更强的应急处置能力、丰富的跨学科知识及专业的急救技术,才能满足突发公共卫生事件的应急需求。

学习目标

　　通过本模块的学习,学生能够判断突发公共卫生事件种类,具备自我防护意识,了解突发公共卫生事件隔离原则要求。完成本模块内容的学习后,学生能达到1+X乘务应急救护职业技能证书对应的考核标准要求。

任务一　　出入境检疫疾病

一、鼠疫

(一)什么是鼠疫

　　鼠疫由鼠疫杆菌引起,又称黑死病,主要包括腺鼠疫、肺鼠疫、败血型鼠疫等类型。鼠疫的主要传染源为鼠类、旱獭等啮齿类动物,传染性强,其中,肺鼠疫病死率可达30%~60%。历史上曾发生过3次鼠疫全球大流行,其中第二次大流行造成欧洲约1/3的人口死亡。1910—1911年,我国东北地区暴发鼠疫,造成6万余人死亡。

(二)传播途径及临床表现

1 传播途径

(1)鼠蚤叮咬传播:这是最常见的传播方式。鼠蚤叮咬感染鼠疫的动物后,再叮咬人类时,会将鼠疫菌传入人体(图6-1)。

(2)呼吸道飞沫传播:肺鼠疫患者通过咳嗽、打喷嚏等方式排出含有鼠疫菌的飞沫,健康人吸入后可能感染肺鼠疫。

(3)接触传播:直接接触感染鼠疫的动物的血液、皮毛、组织或脓液等,或接触鼠疫患者的痰液、脓液等,均可能导致感染。

(4)其他传播途径:如食用未煮熟的感染鼠疫的动物肉类等。

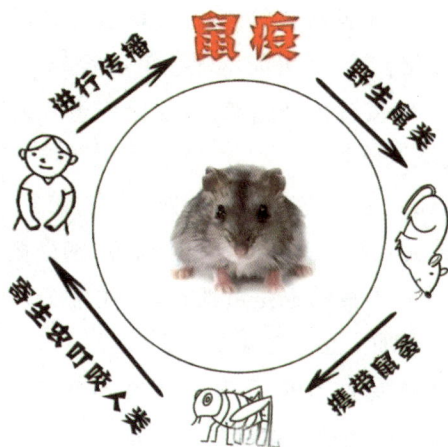

图6-1　鼠蚤叮咬传播

2 临床表现

鼠疫的临床表现因感染类型不同而存在差异,主要有腺鼠疫、肺鼠疫和败血型鼠疫三种类型,具体如下。

(1)腺鼠疫:最为常见,潜伏期一般为2~5天。患者表现为高热、寒战、头痛、乏力等全身症状,同时伴有淋巴结肿大,多见于腹股沟、腋下或颈部等部位,肿大的淋巴结进展迅速,伴有剧烈疼痛,质地坚硬,且与周围组织粘连,活动度差。

(2)肺鼠疫:病情最为凶险,潜伏期短,通常为数小时至3天。患者起病急骤,出现高热、咳嗽、胸痛、呼吸急促、咳痰等症状,痰液多呈血性泡沫状。若未能及时治疗,可在短时间内死亡。

(3)败血型鼠疫:较为少见,但病情极为严重。患者起病急骤,出现高热、寒战,全身皮肤黏膜可出现瘀斑、出血,严重时还会出现神志不清、谵妄、昏迷等中枢神经系统症状,常因循环衰竭而死亡。

(三)重点人群及高危因素

1 重点人群

(1)生活在鼠疫自然疫源地的居民:这些地区的啮齿类动物携带鼠疫杆菌的可能性较大,居民在日常生活中接触感染动物的机会也相对较多。

(2)从事野外作业的人员:如地质勘探人员、野外施工人员、林业工人等,他们在野外工作时,容易接触到鼠疫宿主动物及其生活环境。

(3)接触鼠疫患者或感染动物的医护人员和实验室工作人员:在对鼠疫患者进行诊治

或对感染动物进行研究、处理过程中,若防护不当,感染风险较高。

(4)旅游者:前往鼠疫自然疫源地旅游的人员,若未采取有效的防护措施,也可能成为重点人群。

2 高危因素

(1)接触感染动物:直接接触感染鼠疫的啮齿类动物(如旱獭)、野兔等,或接触其排泄物、分泌物等,都可能增加感染风险。

(2)接触鼠疫患者:与肺鼠疫患者近距离接触,若未采取有效的防护措施,容易通过呼吸道飞沫感染。

(3)进入鼠疫自然疫源地:在鼠疫自然疫源地内活动,尤其是鼠洞、鼠穴等动物栖息地,或是在疫源地内露营、捕猎等,感染概率会上升。

(4)不良的卫生习惯:如不注意个人卫生、不勤洗手,以及不及时清理居住环境中的鼠蚤等,会加大感染隐患。

(5)免疫力低下:患有慢性疾病、营养不良、过度疲劳等导致免疫力下降的人群,一旦感染鼠疫,病情可能会更为严重。

(四)防控方式

1 个人防护

(1)避免接触感染源:尽量避免进入鼠疫自然疫源地,若必须进入,应做好防护措施,如穿长袖衣物、长裤,扎紧裤腿,避免直接接触土壤、植被等。同时,要避免接触啮齿类动物及其排泄物、分泌物等。

(2)防止鼠蚤叮咬:在疫源地或者可能有鼠蚤活动的区域,用驱虫剂喷洒衣物和皮肤,以防止鼠蚤叮咬。要保持居住环境清洁卫生,及时清理垃圾和杂物,避免鼠蚤滋生。

(3)注意个人卫生:养成良好的卫生习惯,勤洗手,特别是在接触动物、土壤等之后要及时清洗。不随地吐痰,避免用手触摸口、鼻、眼等黏膜部位。

(4)安全饮食:不食用未煮熟的肉类,尤其是野生动物肉类。避免饮用生水,确保饮食卫生。

2 医疗防控

(1)疫情监测与报告:建立健全鼠疫监测系统,强化对鼠疫自然疫源地的监测工作,以便及时发现动物鼠疫。医疗机构及其医务人员需提高对鼠疫的警惕程度,一旦发现疑似鼠疫患者,要立即按照规定报告疫情,并同步采取相应的防控举措。

(2)隔离治疗:对于确诊的鼠疫患者,应立即进行隔离治疗,防止疫情扩散。腺鼠疫患者可在普通医院进行隔离治疗,肺鼠疫患者则需在负压病房隔离治疗,同时要严格限制探视人员。

(3)接触者管理:对鼠疫患者的密切接触者进行追踪、登记和医学观察,观察期限为9天。同时,接触者应进行预防性服药,如服用四环素、磺胺类药物等,以降低感染风险。

（4）消毒与灭蚤灭鼠：对鼠疫患者居住的环境、活动场所进行彻底消毒,消灭鼠蚤等传播媒介。在鼠疫自然疫源地开展灭鼠灭蚤工作,减少鼠蚤数量,降低鼠疫传播风险。

3 公共卫生措施

（1）健康教育：加强对公众的鼠疫防治知识宣传教育,提高公众对鼠疫的认识和自我防护意识。通过发放宣传资料、举办讲座、利用媒体传播等多种形式,普及鼠疫的传播途径、临床表现、防控措施等知识。

（2）应急演练：定期开展鼠疫防控应急演练,提高各级医疗卫生机构和相关部门的应急处置能力,确保在疫情发生时能够迅速、有效地开展防控工作。

（3）加强国际合作：鼠疫是一种全球性公共卫生问题,各国应深化合作,共享疫情信息,联合开展防控研究与技术交流,共同提高全球鼠疫防控水平。

二、霍乱

（一）什么是霍乱

霍乱是由 O1 群或 O139 群霍乱弧菌引起的疾病,主要通过食用被该病菌污染的食物或饮用受污染的水源感染。该病具有发病急、传播快的特点,典型症状包括腹泻、排米泔水样便及呕吐,属于国际检疫传染病。据统计,全球每年新增感染病例约 290 万例,死亡病例约 9.5 万例,其中 60% 的新发病例和 68% 的死亡病例集中在非洲地区。在中国,霍乱的流行季节为夏秋季,主要流行于沿海一带,以上海、广东、浙江、江苏等省市为主。发病人群中,成人占比较高,且男性多于女性。

（二）传播途径及临床表现

1 传播途径

（1）粪-口传播：这是霍乱最主要的传播途径。霍乱弧菌通过污染的食物、水感染人类,比如人食用了被污染的海鲜、蔬菜、水果等,或饮用了被污染的水,就可能感染该病菌。

（2）接触传播：直接接触霍乱患者的粪便、呕吐物,或是接触被污染的衣物、餐具等物品,也可能引发感染。

（3）苍蝇传播：苍蝇可以携带霍乱弧菌,在接触食物或水的过程中,会将病菌传播给人类。

2 临床表现

霍乱的病程可分为泻吐期、脱水期和恢复期,主要症状有腹泻、呕吐、眼窝凹陷、皮肤干燥等,重症患者可能出现意识障碍、休克,甚至死亡。霍乱主要通过患者及带菌者的粪便、排泄物污染水源或食物后传播。它的潜伏期通常为1~3天,但可短至数小时或长达5~6天。根据病情轻重,可分为轻型、中型和重型。

（1）轻型：患者可能出现轻度腹泻，大便次数增多，但无明显脱水症状，一般可自行恢复。

（2）中型：患者出现频繁腹泻，大便呈米泔水样或水样，伴有呕吐。患者可能出现轻至中度脱水症状，如口渴、皮肤干燥、眼窝凹陷、血压下降等。

（3）重型：患者腹泻频繁，大便呈米泔水样，量多。呕吐频繁，可呈喷射状。患者出现严重脱水症状，如极度口渴、皮肤干燥、眼窝深陷、血压下降、脉搏细速、尿少甚至无尿等。若不及时治疗，可因脱水、电解质紊乱、酸中毒等导致死亡。

（三）重点人群及高危因素

1 重点人群

（1）卫生条件差地区居民：生活在卫生设施落后、缺乏清洁饮用水的地区，这类人群感染霍乱的风险较高。

（2）沿海地区居民和渔民：霍乱弧菌在海水中可存活较长时间，食用未煮熟的海鲜（如贝类、鱼类等）容易感染霍乱。

（3）到霍乱流行地区的旅行者：前往霍乱流行地区旅行时，若不注意饮食卫生，感染风险会显著增加。

（4）儿童和老年人：儿童和老年人免疫力相对较弱，感染霍乱后病情可能更为严重。

（5）医疗卫生工作者：在霍乱流行期间，接触霍乱患者的医护人员若防护不当，感染风险较高。

2 高危因素

（1）饮用被污染的水：饮用未经处理或处理不当的水，尤其是被霍乱弧菌污染的水，是感染霍乱的重要危险因素。

（2）食用被污染的食物：食用未煮熟的海鲜、蔬菜等，尤其是从霍乱流行地区购买的食物。

（3）卫生习惯不良：不勤洗手，尤其是在进食前、上厕所后未洗手，容易通过手接触传播霍乱弧菌。

（4）免疫力低下：患有慢性疾病、营养不良、过度疲劳等导致免疫力下降的人群，感染霍乱后病情可能更为严重。

（5）接触霍乱患者：与霍乱患者密切接触，尤其是接触其粪便、呕吐物等时，若未采取有效防护措施，感染风险会显著升高。

（四）防控方式

1 个人防护

（1）注意饮食卫生：饮用煮沸过的水或瓶装水，避免饮用生水。食用煮熟的食物，尤其是海鲜、肉类等，避免食用生的或半生的食物。

（2）勤洗手：养成良好的卫生习惯，饭前便后、接触垃圾或清洁工作后要洗手，使用肥皂和流动水彻底清洗双手。

（3）避免接触污染源：尽量避免接触霍乱患者的粪便、呕吐物等,避免接触被污染的物品。

（4）安全处理食物：保持厨房清洁卫生,生熟食品分开处理,避免交叉污染。食物要煮熟煮透,尤其是海鲜类食品。

2 医疗防控

（1）疫情监测与报告：建立健全霍乱疫情监测系统,及时发现和报告霍乱病例,掌握疫情动态。医疗机构要提高对霍乱的诊断能力,及时对疑似病例进行检测和报告。

（2）隔离治疗：对确诊的霍乱患者进行隔离治疗,防止病菌传播。患者需在医院或指定的隔离场所接受治疗,直到症状消失且连续两次粪便培养结果为阴性。

（3）接触者管理：对霍乱患者的密切接触者进行追踪和医学观察,观察期限为5天。同时,接触者应进行预防性服药,如服用多西环素、氟喹诺酮类药物等,以降低感染风险。

（4）消毒与灭蝇：对霍乱患者居住的环境、活动场所进行彻底消毒,消灭苍蝇等传播媒介。加强环境卫生管理,及时清理垃圾,避免苍蝇滋生。

3 公共卫生措施

（1）改善卫生条件：加强供水系统建设和管理,确保饮用水安全卫生。改善卫生设施,提高卫生条件,减少霍乱传播的风险。

（2）健康教育：通过发放宣传资料、举办讲座、利用媒体传播等多种形式,普及霍乱防治知识,提高公众的自我防护意识和能力。

（3）应急物资储备：储备足够的霍乱防治物资,如消毒剂、药品、检测试剂等,确保在疫情发生时能够及时应对。

（4）加强国际合作：霍乱是一种全球性公共卫生问题,各国应深化合作,共享疫情信息,联合开展防控研究与技术交流,提高全球霍乱防控水平。

三、黄热病

（一）什么是黄热病

黄热病是由黄热病毒引起的蚊媒传染病,"黄"是指病毒侵袭肝脏引发皮肤、巩膜等黄染,"热"指发热。黄热病第一次全球大流行发生在1648年的墨西哥,后传至整个美洲、非洲及欧洲。1878年,美国发生黄热病疫情,12万多人被感染,2万多人死亡。目前,黄热病主要在非洲、南美洲等国家（地区）流行。

（二）传播途径及临床表现

1 传播途径

（1）蚊虫叮咬：这是黄热病的主要传播途径。埃及伊蚊和非洲伊蚊是主要传播媒介,当它们叮咬感染黄热病毒的患者或动物后,再叮咬健康人时,病毒便会随之传播。

（2）人传人：虽然黄热病主要通过蚊虫传播,但在极少数情况下,病毒也可能通过直接接触感染者的血液或体液传播。

2 临床表现

黄热病的潜伏期通常为3～6天,最长可达10天。根据病情进展,黄热病可分为感染期和中毒期两个阶段。

（1）感染期（急性期）：患者起病急骤,突发高热（体温可达39 ℃以上）,伴有头痛、肌肉疼痛（尤其是腰背痛）、寒战、乏力等症状。部分患者可能出现恶心、呕吐、食欲缺乏等消化道症状。此阶段持续3～4天,大多数患者在此阶段后症状缓解,体温下降,病情好转。

（2）中毒期（极期）：15%～25%的患者在急性期症状缓解后进入中毒期,体温再次升高。患者出现黄疸（皮肤、巩膜黄染）,肝脾大,严重者可能出现肝功能衰竭。患者可能出现出血症状,如牙龈出血、鼻出血、皮肤瘀斑、呕血、黑便等。部分患者可能出现肾功能损害,表现为少尿或无尿。严重病例可因肝功能衰竭、肾功能衰竭、休克等多器官功能衰竭而死亡。

（三）重点人群及高危因素

1 重点人群

（1）生活在或前往黄热病流行地区的居民和旅行者：非洲和南美洲的某些国家和地区是黄热病的高发区,生活在这些地区或前往这些地区旅行的人群感染风险较高。

（2）户外工作者：如林业工人、野外考察人员、建筑工人等,他们在户外活动时容易被蚊虫叮咬,感染风险较高。

（3）医疗卫生工作者：在黄热病流行期间,接触患者的医护人员若防护不当,感染风险较高。

2 高危因素

（1）未接种疫苗：未接种黄热病疫苗是感染黄热病的主要高危因素。黄热病疫苗接种是预防黄热病最有效的手段。

（2）蚊虫叮咬：在黄热病流行地区,频繁被蚊虫叮咬会增加感染风险。

（3）免疫力低下：患有慢性疾病、营养不良、过度疲劳等导致免疫力下降的人群,感染黄热病后病情可能更为严重。

（4）居住环境差：居住在卫生条件差、蚊虫滋生的环境中,感染风险较高。

（5）旅行至高风险地区：前往黄热病流行地区旅行,尤其是未采取有效的防护措施时,感染风险较高。

（四）防控方式

1 个人防护

（1）接种疫苗：接种黄热病疫苗是预防黄热病最有效的方法。疫苗接种后可提供长期保护，建议前往黄热病流行地区的人员提前接种疫苗。

（2）防蚊措施：使用蚊帐、蚊香、驱蚊剂等防蚊用品，避免在蚊虫活动高峰期（如黎明和黄昏）外出。穿着长袖衣物、长裤，减少皮肤暴露。

（3）注意个人卫生：保持居住环境清洁，及时清理积水，减少蚊虫滋生。

（4）健康监测：前往黄热病流行地区后，若出现发热、头痛、黄疸等症状，应及时就医，并告知医生旅行史。

2 医疗防控

（1）疫情监测与报告：建立健全黄热病疫情监测系统，及时发现和报告病例，掌握疫情动态。医疗机构要提高对黄热病的诊断能力，及时对疑似病例进行检测和报告。

（2）隔离治疗：对确诊的黄热病患者进行隔离治疗，防止病毒传播。患者需在医院或指定的隔离场所接受治疗，直到症状缓解且病毒检测结果为阴性。

（3）接触者管理：对黄热病患者的密切接触者进行追踪和医学观察，观察期限为6天。对接触者进行健康监测，若出现症状，及时就医。

（4）消毒与灭蚊：对患者居住的环境、活动场所进行彻底消毒，消灭蚊虫等传播媒介。加强环境卫生管理，及时清理积水，减少蚊虫滋生。

3 公共卫生措施

（1）疫苗接种计划：在黄热病流行地区，实施大规模疫苗接种计划，提高人群免疫覆盖率，降低疫情传播风险。

（2）健康教育：通过发放宣传资料、举办讲座、利用媒体传播等多种形式，普及黄热病防治知识，提高公众的自我防护意识和能力。

（3）改善卫生条件：加强环境卫生管理，改善居住条件，减少蚊虫滋生。

（4）加强国际合作：黄热病是一种全球性公共卫生问题，各国应深化合作，共享疫情信息，联合开展防控研究与技术交流，提高全球黄热病防控水平。

四、疟疾

（一）什么是疟疾

疟疾是由疟原虫引起的寄生虫病，主要通过蚊子叮咬传播。其典型症状包括周期性发热、寒战和出汗。疟疾虽然不属于《中华人民共和国国境卫生检疫法》中明确规定的检疫传染病，但作为监测传染病之一，仍需在出入境检疫中进行重点监测。

（二）传播途径及临床表现

1 传播途径

（1）蚊媒传播：这是疟疾的主要传播途径，由受感染的蚊子叮咬引起。当疟蚊（主要为按蚊属蚊子）叮咬疟疾患者或无症状感染者时，会吸入含有疟原虫的血液；疟原虫在蚊子体内完成发育后，再通过叮咬将其传播给健康人。

（2）母婴传播：疟疾可以通过母婴传播，孕妇感染疟疾后，疟原虫可通过胎盘传播给胎儿，导致先天性疟疾。

（3）血液传播：通过输血、器官移植或共用针头等途径，疟原虫也可传播给他人，但这种情况相对较少。

2 临床表现

疟疾的潜伏期通常为7～30天，具体时长取决于疟原虫的种类和感染者的免疫状态。疟疾的临床表现因疟原虫种类和感染程度不同而有所差异，主要分为以下几种类型。

（1）间日疟：由间日疟原虫引起，是最常见的疟疾类型。其典型症状为周期性发热，通常每48小时发作一次。发作时患者会出现寒战、高热（体温可达40 ℃以上），持续数小时后大汗淋漓，体温骤降，症状缓解。发作间期，患者可能无明显不适。

（2）三日疟：由三日疟原虫引起，症状与间日疟类似，但发作周期为72小时。

（3）恶性疟：由恶性疟原虫引起，病情最为严重。患者起病急骤，发热无明显规律，常伴有头痛、寒战、出汗、乏力等症状。恶性疟可导致严重的并发症，如脑型疟疾（疟疾脑病）、肾功能衰竭、呼吸窘迫综合征、严重贫血等，若不及时治疗，死亡率极高。

（4）卵形疟：由卵形疟原虫引起，症状相对较轻，发作周期不规律。

（三）重点人群及高危因素

1 重点人群

（1）生活在疟疾流行地区的居民：非洲、东南亚、南美洲等疟疾流行地区的居民，尤其是居住在农村和偏远地区的人群，感染风险较高。

（2）前往疟疾流行地区的人员：前往疟疾流行地区旅游、工作或学习的人员，若未采取有效的防护措施，容易感染疟疾。

（3）孕妇和儿童：孕妇感染疟疾后，不仅自身病情可能加重，还可能通过母婴传播影响胎儿健康。儿童免疫力较弱，感染疟疾后病情可能更为严重。

（4）医疗卫生工作者：在疟疾流行地区工作的医护人员若防护不当，感染风险较高。

2 高危因素

（1）蚊虫叮咬：在疟疾流行地区，频繁被蚊虫叮咬是感染疟疾的主要危险因素。

（2）未采取防护措施：未使用蚊帐、驱蚊剂等防蚊用品，或未采取其他防护措施，如穿长袖衣物、长裤等。

（3）未接种疫苗：虽然目前尚无针对疟疾的疫苗，但某些疟疾流行地区正在开展疟疾疫苗的试点接种。未接种疫苗的人群感染风险较高。

（4）免疫力低下：患有慢性疾病、营养不良、过度疲劳等导致免疫力下降的人群，感染疟疾后病情可能更为严重。

（5）居住环境差：居住在卫生条件差、蚊虫滋生的环境中，感染风险较高。

（四）防控方式

1 个人防护

（1）防蚊措施：使用蚊帐、蚊香、驱蚊剂等防蚊用品，避免在蚊虫活动高峰期（如黄昏和黎明）外出。穿着长袖衣物、长裤，减少皮肤暴露。

（2）注意个人卫生：保持居住环境清洁，及时清理积水，减少蚊虫滋生。

（3）健康监测：前往疟疾流行地区后，若出现发热、寒战、出汗等症状，应及时就医，并告知医生旅行史。

2 医疗防控

（1）疫情监测与报告：建立健全疟疾疫情监测系统，及时发现和报告病例，掌握疫情动态。医疗机构要提高对疟疾的诊断能力，对疑似病例及时进行检测和报告。

（2）隔离治疗：对确诊的疟疾患者进行隔离治疗，防止疟原虫通过蚊虫再次传播。患者需在医院或指定的隔离场所接受治疗，直到症状缓解且疟原虫检测结果为阴性。

（3）接触者管理：对疟疾患者的密切接触者进行追踪和医学观察，观察期限为30天。对接触者进行健康监测，若出现症状，及时就医。

（4）抗疟药物预防：对于前往疟疾流行地区的旅行者和工作人员，建议在旅行前、旅行中和旅行后服用抗疟药物进行预防。常用的抗疟疾药物包括氯喹、甲氟喹、多西环素等。

3 公共卫生措施

（1）灭蚊行动：在疟疾流行地区，开展大规模的灭蚊行动，使用杀虫剂消灭蚊虫，减少疟疾传播的风险。

（2）健康教育：通过发放宣传资料、举办讲座、利用媒体传播等多种形式，普及疟疾防治知识，提高公众的自我防护意识和能力。

（3）改善卫生条件：加强环境卫生管理，改善居住条件，减少蚊虫滋生。

（4）加强国际合作：疟疾是一种全球性公共卫生问题，各国应深化合作，共享疫情信息，联合开展防控研究与技术交流，提高全球疟疾防控水平。

（5）疫苗研发与应用：目前已有的疫苗（RTS,S和R21）已成功挽救了数十万非洲儿童的生命。不过，这些疫苗的保护效力有限，且主要针对儿童群体。对于成人和孕妇，目前暂时还缺乏有效的疫苗。此外，现有疫苗在接种6~12个月后，其效力会显著降低，需要通过接种加强针来维持效果。目前，相关研究正在持续深入推进，新一代疫苗的研发也有望取得突破。

任务二　呼吸道传染病

一、流行性感冒

(一)什么是流行性感冒

流行性感冒(简称流感)是由流感病毒引起的急性呼吸道传染病,具有高度传染性,主要通过空气飞沫传播,也可通过接触被污染的物品间接传播。流感病毒分为甲、乙、丙三型,其中甲型流感病毒易发生变异,从而引发大范围流行。

(二)传播途径及临床表现

1　传播途径

流感主要通过空气飞沫传播,如患者咳嗽、打喷嚏时产生的飞沫;也可通过接触被病毒污染的物品(如茶具、食具等)间接传播。此外,在密闭环境或通风不良的场所,病毒还能以气溶胶的形式传播。

2　临床表现

流感起病急,潜伏期通常为1～3天,典型症状包括高热(体温可达39～40℃)、头痛、乏力、肌肉疼痛、咽痛、咳嗽等。部分患者可能伴有呕吐、腹泻等症状,儿童感染乙型流感时症状更为严重。

图6-2所示为普通感冒和流感的对比。

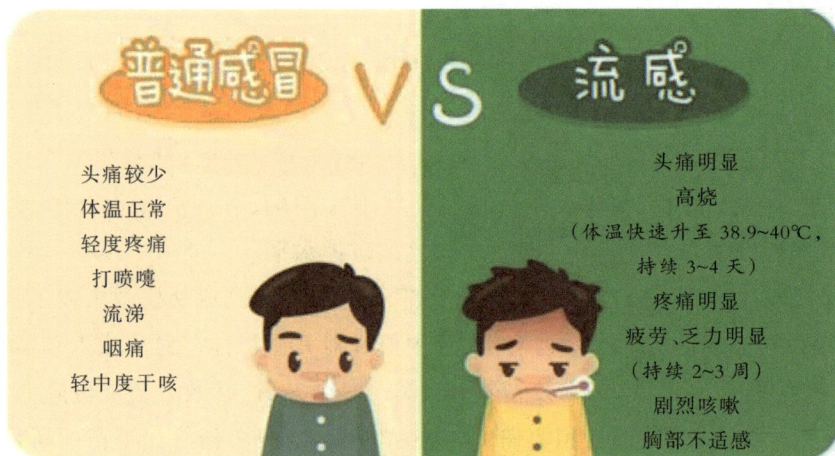

普通感冒 VS 流感

普通感冒
头痛较少
体温正常
轻度疼痛
打喷嚏
流涕
咽痛
轻中度干咳

流感
头痛明显
高烧
(体温快速升至38.9～40℃,
持续3～4天)
疼痛明显
疲劳、乏力明显
(持续2～3周)
剧烈咳嗽
胸部不适感

图6-2　普通感冒和流感的对比

（三）重点人群及高危因素

流感对人群普遍易感,但部分人群感染后面临的健康风险更高。

1 重点人群

(1)婴幼儿(尤其是6个月以下婴儿)。

(2)老年人(尤其是65岁以上老人)。

(3)慢性疾病患者(如心血管疾病患者、糖尿病患者)。

(4)孕妇。

(5)医务人员和免疫力低下者。

2 高危因素

(1)免疫力低下。

(2)长期暴露于人群密集场所(如学校、养老院)。

(3)未接种流感疫苗。

（四）防控方式

1 疫苗接种

接种流感疫苗是预防流感最有效的手段,尤其推荐重点人群优先接种。

2 个人卫生

(1)勤洗手,使用肥皂或洗手液,用流动水按正确方法洗手。

(2)接触呼吸道分泌物后立即洗手。

(3)避免用手触摸口、鼻、眼。

3 环境卫生

(1)保持室内空气流通,定期开窗通风。

(2)对公共物品和环境进行消毒。

4 减少聚集

流感高发期,尽量不前往人群密集、空气不流通的场所。

5 药物预防

对于有流感高危因素的密切接触者,可在医生指导下,使用抗病毒药物(如奥司他韦)作为临时紧急预防措施。

6 健康生活方式

加强体质锻炼以提高免疫力,保持充足睡眠,避免过度疲劳。

二、甲型流感 ✈

（一）什么是甲型流感

甲型流感是由甲型流感病毒引起的急性呼吸道传染病,具有高度传染性和快速传播的特点。甲型流感病毒容易发生变异,常大规模暴发或引发世界性大流行。

（二）传播途径及临床表现

1 传播途径

甲型流感主要通过空气飞沫传播,如患者咳嗽、打喷嚏时产生的飞沫;也可通过接触被病毒污染的物品间接传播。

2 临床表现

与普通流感类似,甲型流感起病急,症状包括高热、头痛、乏力、肌肉疼痛、咽痛、咳嗽等,部分患者可能伴有呕吐、腹泻等症状。

（三）重点人群及高危因素

1 重点人群

重点人群包括婴幼儿、老年人、慢性病患者和孕妇等。

2 高危因素

高危因素包括免疫力低下、长期暴露于人群密集场所等。

（四）防控方式

1 疫苗接种

接种流感疫苗是预防甲型流感最有效的手段。

2 个人卫生

勤洗手,避免用手触摸口、鼻、眼。

3 环境卫生

保持室内空气流通,定期开窗通风。

4 减少聚集

尽量避免前往人群密集场所。

5 药物预防

重点人群可在医生指导下,使用抗病毒药物作为临时紧急预防措施。

6　健康生活方式

加强锻炼以提高免疫力,保持充足睡眠,避免过度疲劳。

三、非典

(一)什么是非典

非典(SARS,严重急性呼吸综合征),由SARS冠状病毒引起的一种具有明显传染性,可累及多个脏器和系统,以肺炎为主要临床表现的急性呼吸道传染病。2002—2003年,非典在全球暴发,病死率较高。

(二)传播途径及临床表现

1　传播途径

(1)近距离飞沫、气溶胶传播(如医疗操作)。
(2)接触被病毒污染的物品。

2　临床表现

高热(腋下温度超过38.5℃)、干咳、呼吸困难,部分进展为重症肺炎。

(三)重点人群及高危因素

1　重点人群

医护人员、密切接触者、老年人及有基础疾病者(如糖尿病、心脏病)。

2　高危因素

院内感染、未采取防护措施。

(四)防控方式

1　严格隔离

患者需在负压病房隔离。

2　个人防护

N95口罩、护目镜、防护服(医护人员)。

3　公共卫生

疫情监测、野生动物市场管控。

【拓展阅读】

云端守护——民航战疫中的责任与担当

1. 背景介绍

新型冠状病毒感染是由新型冠状病毒,即严重急性呼吸综合征冠状病毒2(SARS-CoV-2)引起的急性传染性疾病。该病毒的变异株如德尔塔(Delta)和奥密克戎(Omicron)等,这些变异株传染性较强,且在全球范围内迅速传播。所有人群对新型冠状病毒普遍易感,其中,老年人和患有慢性基础疾病的人群感染后病死率相对较高。

2. 事件回溯

2020年初,新冠疫情突如其来,中国民航迅速进入"战时状态",全面投入保障工作。自相关城市采取严格防控举措,到后续防控政策根据实际情况持续优化调整,整个过程始终将保障人民生命安全和身体健康放在首位。随着国际航班相关措施的优化调整,入境隔离时间进一步合理设置,民航部门依托科学数据为决策提供有力支撑。依据相关科学监测,病毒危害特征发生变化,为防控策略的优化提供了科学依据,让各项举措既有效又更具人性化。在过去这段时间里,民航系统积极行动,累计组织1.3万架次特殊保障航班执行任务,运送200万吨防疫物资至各地。其中,南航积极承担社会责任,累计向非洲地区运送超1亿剂医疗物资。每一个环节、每一次飞行,都体现了民航人的责任担当。正如东航乘务长在接援鄂医疗队返程时哽咽广播:"幸得有你,山河无恙。"这八个字道出了万千民航人的心声。

3. 平凡英雄

在这场没有硝烟的战斗中,平凡岗位涌现出无数英雄。不仅有执行首班武汉医疗包机时,在防护服上写下"武汉加油"的乘务员们;也有执行埃塞俄比亚运送疫苗任务穿着尿不湿和防护服48小时连轴转的飞行员们。三年间,我国向153个国家、15个国际组织提供大批抗疫物资援助,向34个国家派出医疗专家组,向110多个国家、4个国际组织提供超过23亿剂疫苗,中国用自己的方式向世界传递着"人类命运共同体"的担当。

当历史的车轮驶过疫情阴霾,中国民航用"云端守护"书写了责任与担当的答卷,这些故事将永远镌刻在云端,成为新时代民航精神最生动的注脚。

任务三　突发公共卫生事件处置

一、突发公共卫生事件概述

突发公共卫生事件是指突然发生,造成或者可能造成社会公众健康严重损害的重大传染病疫情、群体性不明原因的疾病、重大食物中毒和职业中毒以及其他严重影响公众健康的突发事件。

突发公共卫生事件有以下特点：突发性和意外性、群体性或社会危害性、对社会危害的严重性、处理的综合性和系统性，常与责任心不强有直接关系。突发公共卫生事件包括自然灾害、事故灾难、公共卫生事件、社会安全事件及其他事件。

二、突发公共卫生事件分级

根据突发公共卫生事件导致人员伤亡和健康危害情况，分为特别重大事件（Ⅰ级）、重大事件（Ⅱ级）、较大事件（Ⅲ级）、一般事件（Ⅳ级）。

（一）特别重大事件（Ⅰ级）

（1）一次事件中出现30人以上人员伤亡且危重人员较多的突发公共卫生事件；核事故、突发放射事件及化学品泄漏事故导致大量人员伤亡的突发公共卫生事件。

（2）跨市且人员伤亡特别严重的突发公共卫生事件。

（3）国务院及有关部门确定的其他需要开展医疗救治工作的特别重大突发公共卫生事件。

（二）重大事件（Ⅱ级）

（1）一次事件中出现10人以上人员伤亡，其中死亡和危重病例5例以上的突发公共卫生事件。

（2）跨市且人员伤亡严重的突发公共卫生事件。

（3）省政府及有关部门确定的其他需要开展医疗救治工作的重大突发公共卫生事件。

（三）较大事件（Ⅲ级）

（1）一次事件中出现5人以上人员伤亡，其中死亡和危重病例3例以上的突发公共卫生事件。

（2）市政府及有关部门确定的其他需要开展医疗救治工作的较大突发公共卫生事件。

（四）一般事件（Ⅳ级）

（1）一次事件中出现3人以上人员伤亡，其中死亡和危重病例1例以上的突发公共卫生事件。

（2）市政府及有关部门确定的其他需要开展医疗救治工作的一般突发公共卫生事件。

三、应对突发公共卫生事件工作原则及突发公共卫生事件处置

1 应对突发公共卫生事件工作原则

（1）预防为主，常备不懈。

提高全社会对突发公共卫生事件的防范意识,落实各项防范措施,做好人员、技术、物资和设备的应急储备工作。对各类可能引发突发公共卫生事件的情况要及时进行分析、预警,做到早发现、早报告、早处理。

（2）统一领导,分级负责。

根据突发公共卫生事件的性质、范围和危害程度,对突发公共卫生事件实行分级管理。各级人民政府负责突发公共卫生事件应急处理的统一领导和指挥,各有关部门按照预案规定,在各自的职责范围内做好突发公共卫生事件应急处理的有关工作。

（3）依法规范,措施果断。

地方各级人民政府和卫生行政部门要按照相关法律、法规和规章,完善突发公共卫生事件应急体系,建立健全系统、规范的突发公共卫生事件应急处理工作制度,对突发公共卫生事件和可能发生的公共卫生事件做出快速反应,及时、有效开展监测、报告和处理工作。

（4）依靠科学,加强合作。

突发公共卫生事件应急工作要充分尊重和依靠科学,要重视开展防范和处理突发公共卫生事件的科研和培训,为突发公共卫生事件应急处理提供科技保障。各有关部门和单位要通力合作、资源共享,有效应对突发公共卫生事件。要广泛组织、动员公众参与突发公共卫生事件的应急处理。

❷ 突发公共卫生事件处置

1）疫情防控期间

所执行的航班始发机场、中途过站机场、目的地机场所属地区宣布进入突发公共卫生事件的应急状态,该航班机组成员须按公司突发公共卫生事件预案采取相应的措施。

• **出勤前**

（1）应了解所执行航班的始发、过站及目的地机场的疫情分级情况、防疫政策与要求,并依据公司疫情防控指南做好个人防护。

（2）监测体温,体温高于 37.3℃ 者不得参与飞行,应及时就医;执行任务前需洗手(或使用免洗手消毒液)。

（3）领取个人防护用品:护目镜、口罩(N95 或医用外科口罩)、医用手套、防护服(或隔离衣)。

（4）驾驶舱人员进入驾驶舱前,需对行李及自身进行消毒(图 6-3),并减少与外界的不必要接触。

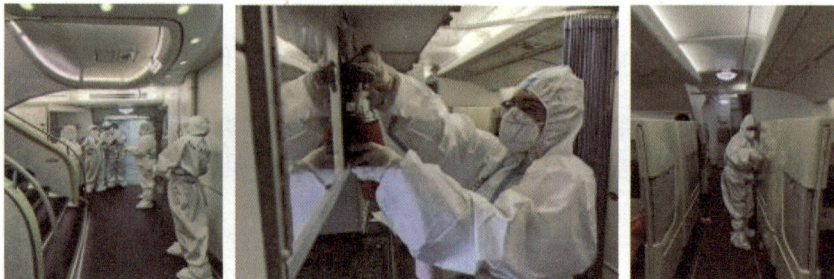

图 6-3　出勤前防护及消毒

• 飞行中

（1）乘务员注意巡查客舱，发现可疑患者，立即向机长报告，并通知前方到达地的机场现场指挥部门和现场协调部门。

【可疑患者】

（1）来自中、高风险地区，未满足当地疫情防控出行要求的。

（2）巡舱时发现有乘客体温高于 37.3℃。

（3）存在明显上呼吸道症状或腹泻症状的人员。

（2）指定专人负责，做好个人防护（图 6-4）。原则上，第一个接触患者的乘务员专职负责，专职乘务员应使用机载应急医疗设备（如防控包、卫生防疫包）内的 N95 口罩、防护服等做好个人防护。

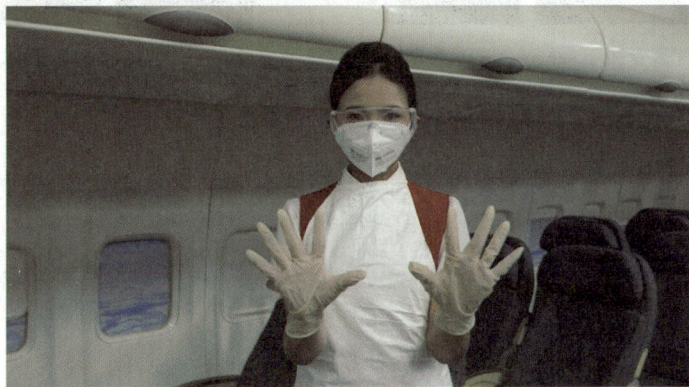

图 6-4　个人防护

（3）做好空中乘客服务与安抚工作。

【隔离疑似患者及密切接触者】

（1）让可疑患者戴上 N95 口罩和医用手套，将其安排到后舱预留的隔离区（与其他乘客最好间隔三排以上的座位），尽量减少有症状者与其他乘客的接触。

（2）对密切接触者，即与可疑患者的同排、前三排、后三排的乘客，要求其戴好口罩原位置隔离。

（3）指定专门的卫生间供有症状的乘客使用；洗手间每使用一次尽量马上消毒，以防止交叉感染。

（4）禁止各舱位间人员流动，非必要情况下，限制机组人员出入驾驶舱。

（5）登记患者及其密切接触者的姓名、家庭住址、联系电话等。

（6）接触疑似患者时，必须采取佩戴口罩和手套等预防措施，并注意手部的清洁和消毒。

(7)使用过的口罩、手套和疑似患者的生活垃圾要用卫生防疫包内的生物有害专用垃圾袋盛装(图6-5);用足量1500~2500mg/L有效氯消毒液(可使用卫生防疫包内表面消毒片,1片配250~500mL水)进行消毒(图6-6);包扎密封并作特殊标记(图6-7)。

(8)患者座位的扶手、小桌板等环境物体表面可用上述消毒液擦拭消毒。

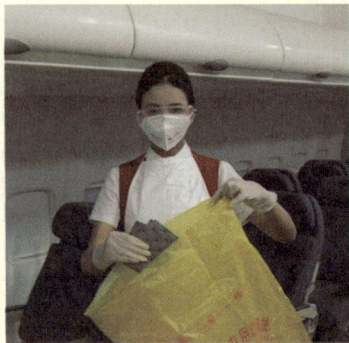

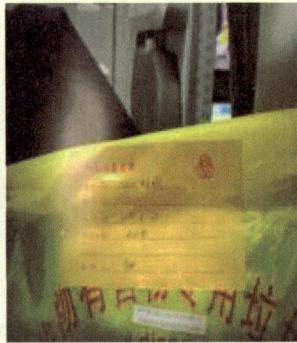

图6-5　放入生物有害专用垃圾袋　　　图6-6　配置消毒液　　　图6-7　生物有害专用垃圾袋标签

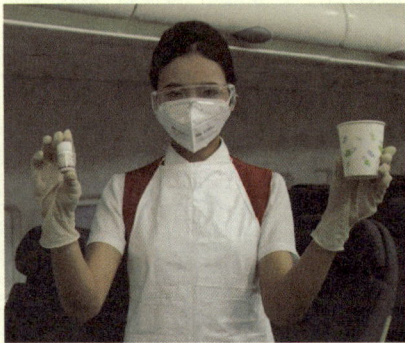

• 落地后

(1)航班抵达前方机场停靠后,乘务员应积极配合检疫人员工作,包括协助完成患者及相关资料的移交。

(2)机组人员需按照降落地机场防疫人员的要求,配合完成特殊检查,或服从当地的隔离政策。

(3)飞机的清洁与消毒工作,应由专业人员或专业机构实施,经确认合格后方可允许人员登机。

2)疫情防控期间

• 出勤前

应了解所执行航班的始发、过站及目的地机场所在地区是否存在散发疫情,如印度霍乱、鼠疫多发,黄热病主要流行于南美、非洲等地,埃博拉出血热多见于非洲,我国牧区也时有鼠疫病例报道。

• 飞行中

(1)乘务员注意巡查客舱,发现可疑患者,立即向机长报告,并通知前方到达地机场现场指挥部门和南航现场协调部门。

【可疑患者】

(1)巡舱时发现有乘客体温高于37.3℃。

(2)与确诊病例有过密切接触。

(3)近期食用过野生动物。

(4)伴有咳嗽、咳痰、腹泻、皮疹等。

（2）指定专人负责，做好个人防护。原则上，第一个接触患者的乘务员专职负责，专职乘务员应使用机载应急医疗设备（如防控包、卫生防疫包）内的 N95 口罩、防护服等做好个人防护。

（3）做好空中乘客服务与安抚工作。

- **落地后（图 6-8）**

（1）航班抵达前方机场停靠后，乘务员应积极配合检疫人员工作，包括协助完成患者及相关资料的移交。

（2）机组人员需按照降落地机场防疫人员的要求，配合完成特殊检查，或服从当地的隔离政策。

（3）飞机的清洁与消毒工作，应由专业人员或专业机构实施，经确认合格后方可允许人员登机。

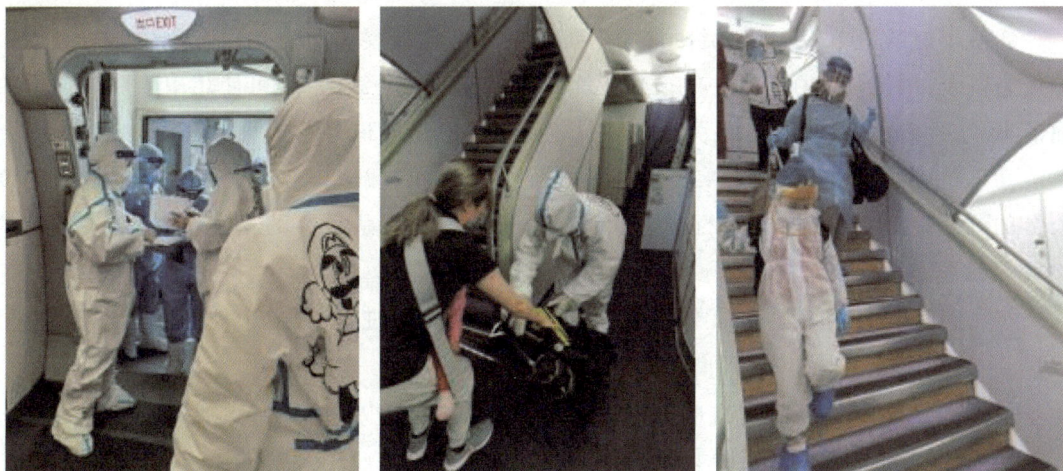

图 6-8　落地后检疫隔离

3）机上突发食物中毒处置

在飞行期间，机组成员或乘客食用航空食品后，3 人以上出现发热，以及腹痛、腹泻、呕吐等消化道症状，应高度怀疑食物中毒，并立即采取以下措施。

（1）追回已发出的可疑中毒食品或物品，或通知有关人员停止食用可疑中毒食品、停止使用可疑中毒物品，尽可能拍照录像保存证据。

（2）封存追回的食品或物品，以及剩余的可疑中毒食品和物品（即同一厂家、同一品种、同一批次的食品或物品），密封后标注标签，注明航班号、拆封食用时间及主要问题（如有异物、异味、质感差等）；具备条件的可冷藏保存，如使用冰箱、冰袋或干冰等。

（3）机长应立即通知目的地机场，情况紧急时可就近备降，应报告下列事项。

①日期、航空器型号、航班号。

②始发机场、经停机场和目的地机场。

③食物中毒者的症状、发病人数，可疑食物的名称、批次、厂家及主要问题等。

④机组和乘客人数。

⑤积极处置有症状的乘客:通过广播寻找医生以寻求医疗援助,将有症状的乘客调整至客舱最后三排,并安排专人负责。

⑥做好有症状的乘客的安抚工作,稳定其情绪。

⑦将食物中毒者的呕吐物、排泄物,使用机载卫生防疫包处理(图6-9)。

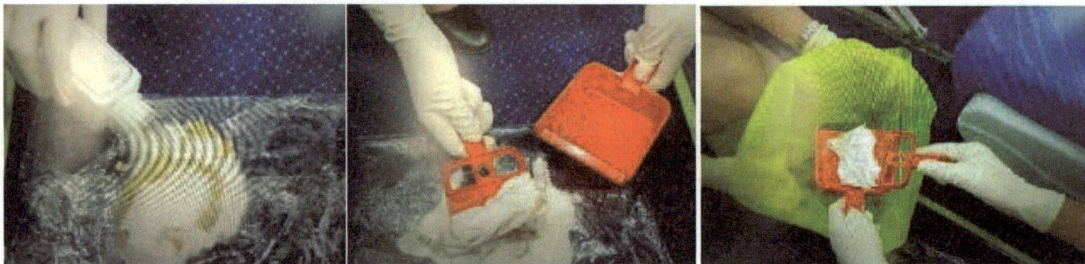

图6-9　正确处理呕吐物及排泄物

⑧使用过的口罩、手套和疑似食物中毒者的生活垃圾要用防疫包内专用生物有害专用垃圾袋盛装,用足量1500~2500mg/L有效氯消毒液进行喷洒消毒(可使用卫生防疫包内表面消毒片,1片配250~500 mL水),之后包扎密封并标记航班号等信息。

⑨飞机到达机场停靠后,乘务员应积极配合公司配餐部门、食品厂家、急救人员、检疫人员的调查取证工作,将封存的航空食品、情况说明、有症状乘客的相关资料,以及乘客的垃圾等都移交给检疫部门。

⑩飞机的清洁和消毒:需要由专业人员或专业机构进行清洁消毒,确认合格后方可登机。

信息报告的内容应包括食用的食品名称、厂家、批次,拆封时间,出现的症状及发病人数等。需要填写的相关报告表如下:应急医疗设备和药品使用知情同意书(图6-10)/使用记录卡、紧急医学事件报告单、航班特殊情况报告单及证明文件等。

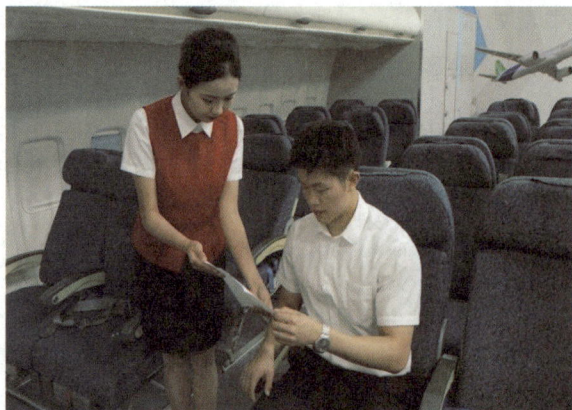

图6-10　请乘客签署知情同意书

乘务员(首选第一目击者)应对事件进行记录,主任乘务长/乘务长将紧急医学事件报告单、应急医疗设备和药品使用知情同意书/使用记录卡放回已打开的医疗箱内,落地后应与机务人员当面交接(图6-11),并将航班特殊情况报告单及证明文件等交回客舱部。

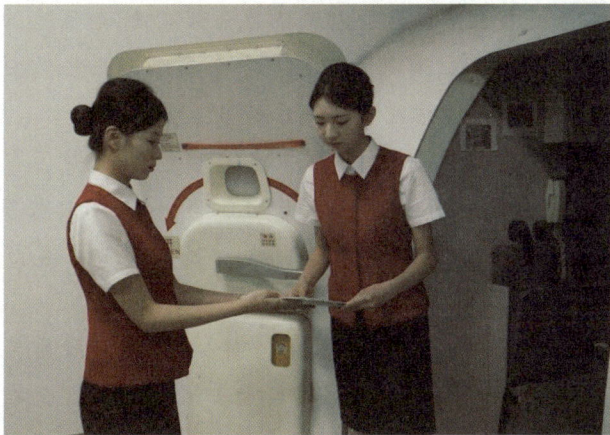

图6-11　与地面人员交接

绷紧防疫的弦

　　某航班由昆明飞往广州,餐后不久,后舱乘务员打电话报告乘务长:倒数第二排有位女性乘客自称发热难受,希望测量体温。接到电话后乘务长马上警惕起来,当时正值甲流流行期,电视新闻每日通报疫情动态,民航局及公司也已下发文件,明确要求航班上若发现乘客疑似发热,必须立即启动突发公共卫生事件预案,严禁瞒报、漏报任何疑似患者信息。乘务长立刻携带应急医疗箱来到这名乘客身边并为其测量体温,体温计显示为39.6℃。随后,乘务长立即安排另一位乘务员将情况报告机长,同时取出防疫包,向该发热乘客及其周围前后三排的乘客分发口罩,并要求后舱区域的乘务员全部佩戴口罩,还特别指定一名乘务员专门负责这位女士的服务工作。当时,机组还通过广播寻找医生,但是没有在乘客中找到医务人员。这名乘客自述感觉浑身乏力、喉咙疼痛,也不清楚是受凉还是其他原因引起的发热。她对乘务组的做法表示认同,认为确实应该做好与其他乘客的隔离预防措施。当天航班基本满客,考虑到若为病毒感染,调整座位可能导致更大范围传播,因此未特意调整乘客座位。同时,在征得机长的同意后,乘务组收集了前后三排乘客的信息及联络方式,乘客们均表示愿意配合,并认为乘务组的做法很负责,确实在为所有乘客的安全着想。此时,机长已与地面取得联系,地面工作人员高度重视,告知航班落地后将安排救护车接这位女士下机,随后检疫人员上机对飞机进行消毒。其间,乘务组指定的乘务员为这位乘客提供了专门服务,询问她是否需要服药等。在乘务组分工合作开展各项工作时,飞机开始下降并正常落地。落地后,地面人员打开左2号舱门,从机尾将该乘客接下飞机,其他乘客则从前门下机。待所有乘客下机完毕,检疫部门工作人员登机开展消毒工作。之后,乘务长填写了特殊情况报告单,请机长签名后交给了客舱部值班人员。当时,全组人员第二天的航班任务全部取消,航医室的医生也通知他们第二天全部在家自行隔离,若身体有任何不适需立刻报告。由于乘务组留存了那位乘客的联系方式,连续两晚都与她保持联系并表示关心。第二天晚上,乘客开心地告知乘务组,经过排查,她发热并非因为甲流,只是因在昆明食用过多芒果引发了呼吸系统过敏反应,算是一场虚惊。当然,乘客对乘务组为她所做的一切十分感激,认为机组人员的严谨认真,是对她和其他乘客乃至社会的高度负责。

当事人后来说:"遇到类似事件首先要冷静,不能因怀疑是传染病就紧张害怕,要一步步按照所学知识和平时积累的经验处置;同时,要把准确信息报告给机长,及时与地面取得联系,还有千万不能忘了做好自我保护。"

实训任务:机上突发公共事件处置训练

情境设定

(1)背景。

航班飞行2小时后,多名乘客出现腹痛、呕吐、腹泻等症状,疑似因机上餐食引发群体性食物中毒。

乘客情绪激动,部分人员出现恐慌。

(2)角色分配。

乘务组:乘务长1名、普通乘务员3名(分工:医疗处置、通信联络、乘客安抚)。

模拟乘客:1人扮演食物中毒者。

机长:1名(负责与地面联络决策)。

实训任务流程

阶段1:症状识别与初步处置

• 发现异常

乘务员观察到A乘客频繁呕吐。

任务:迅速询问症状、进食记录(如"是否食用过××餐食")。

• 启动应急程序

乘务长广播寻找机上医护人员(如有),同时隔离疑似中毒乘客(移至后排空位,提供呕吐袋)。

任务1:使用机载医疗设备(如补充电解质溶液、监测生命体征)。

任务2:使用机载卫生防疫包(处置乘客的呕吐物、排泄物)。

阶段2：信息通报与协作

- 报告机长

乘务长汇总A乘客的症状及其严重程度等信息后，通过内话系统通知机长。

任务：模拟机长决定"优先降落"或"继续飞往目的地"。

- 地面联络

机长通过ACARS（飞机通信系统）联系地面医疗支援，获取处置建议。

任务：乘务组记录医疗顾问指导（如"禁止服用止泻药""保留食物样本"）。

阶段3：乘客管理与后续处理

- 安抚与隔离

乘务员分发饮用水、毛毯，广播说明情况（避免恐慌），收集剩余餐食密封保存。

任务：模拟应对乘客家属质问（如"如何保证安全"）。

- 降落后移交

演练与地面医疗队的交接流程（症状描述、已采取的措施）。

评分标准

考核项目	分值	考核标准
反应速度	10	5分钟内完成初步识别与报告
机载医疗设备的使用规范性	20	正确使用机载医疗设备，遵循使用流程
机载卫生防疫包的使用规范性	30	正确使用机载卫生防疫包，遵循使用流程
沟通协作	15	机组分工明确，信息传递准确
乘客安抚	15	有效控制恐慌，语言清晰且有同理心
记录与证据保留	10	完整记录事件，保留餐食样本

教学视频

初次乘机的乘客,常有诉说缺氧、胸痛、胃肠胀气、耳痛等不适的情况;部分乘务员在航班飞行初期,也会出现类似症状。若乘务员本身患有感冒等身体不适、耳部疼痛等症状会更为明显。这些不适症状产生的原因是什么?乘务员需要深入了解其中的缘由,才能更好地为乘客提供服务。此外,航班飞行对空勤人员的身体健康有基本要求,乘务员需做好自我健康保护,自觉养成健康的生活习惯,以适应航班飞行工作。

通过本模块的学习,学生能够了解客舱环境的特殊性对人体的影响;掌握空勤人员与飞行相关的常见病症的临床表现及防治措施;了解健康生活方式对乘务员工作的重要性;了解飞行工作中的常见心理问题和压力来源,以及调节方法;了解空勤人员的体检要求和基本流程。完成本模块内容的学习后,学生能达到1+X乘务应急救护职业技能证书对应的考核标准要求。

任务一　航空环境对人体的影响

尽管民航客机配备了增压系统,但平飞时的座舱高度仍维持在8000英尺(约2400米),且机舱空间相对密闭狭小、人员密集,二氧化碳浓度会随人数增加而上升。现代客机的飞行高度通常较高,随着飞机飞行高度的升高,大气会逐渐变得稀薄,氧气含量也随之减少。为保障机上人员能舒适活动,飞机机舱采用密封设计,并会随飞行高度增加适当调整舱内外压力差,避免舱内压力过度下降。同时,为满足机组与乘客在飞行中的正常生理需求,大型民航客机均配备增压系统,按照设计要求,即使在最大巡航高度,座舱高度也需保持在8000英尺(约2400米)。

飞机在上升和下降过程中,客舱压力会进行调节,因此机舱内气压并非恒定。增压控制分为起飞滑跑阶段、爬升阶段、巡航阶段、下降阶段。

1 起飞滑跑阶段

当发动机N1值达到预定值后,飞机外流活门开始关闭,进入预增压状态,客舱高度降至当前机场高度以下,使客舱形成一定压差(0.1PSI)。

2 爬升阶段

飞机离地后,空地电门发出空中信号,增压系统启动爬升增压计划,该计划仅与飞机起飞机场高度及预定的预选高度相关。在爬升过程中,如果飞机没有达到预选高度,但保持当前高度平飞,飞机的座舱高度和座舱压差将保持当前值。当飞机再次爬升时,仍按原爬升计划曲线执行。

3 巡航阶段

巡航阶段采用等压控制。当飞机达到预选高度后,增压系统进入巡航等压控制模式,此时座舱达到最大压差,而能否达到最大压差取决于飞行高度是否达到预选高度。

4 下降阶段

飞机开始下降时,增压系统会按照预选高度到设定的着陆高度,进行增压计划控制,飞机将从等压高度降到着陆机场以下高度。

因此,在整个飞行过程中,空勤人员及乘客都可能出现以下几类主要情况。

一、高空缺氧症

高空缺氧是指在高空环境中,空气压力过低,导致氧分压过低而引起的缺氧。

氧气是生命物质维持正常功能所必需的重要物质。当氧气供应量或分子浓度不足(缺氧)时,多数生物器官的功能会迅速衰退,严重时甚至可导致死亡。人体对缺氧极为敏感,且容易受到其损害。例如,当上升到2700米高空时,大气中氧分子的浓度(分压)会降低25%,即可造成智力的明显损害;若突然升至1.67万米高空,肺内气体的氧分压会降至地面值的10%,人在10秒内就会出现意识丧失,4~6分钟则可能导致死亡。

一般认为,飞行时对人体威胁最大的是上升至高空后因氧分压降低引发的缺氧。当氧气装备和座舱加压系统发生故障,人们不得不在高空直接呼吸外界空气时,往往可迅速导致人体失能,甚至死亡。历史上,缺氧曾引发过多起机毁人亡的重大事故。从第二次世界大战至今,许多飞行员在飞行中因缺氧丧生,有些飞行员的任务执行能力也因缺氧受到不同程度的损害。如今,尽管座舱加压和供氧系统的性能与可靠性已有显著提升,因缺氧导致的事故概率大幅降低,但对此仍需保持高度警惕。

1 高空缺氧症的症状

缺氧的症状多种多样,但并非所有症状都会在同一个人身上表现出来。缺氧初期,人体会出现气喘、呼吸加深加快等代偿反应;随着缺氧程度加重,当超出身体的代偿能力后,便会引发各类功能障碍。由于机体各组织、器官对缺氧的敏感程度不同,在缺氧时出现功能障碍的先后顺序也不同。一般认为,缺氧的阈限高度是1200米,即超过这一高度,最早的缺氧症状就会表现出来。高空缺氧的症状和客观体征如表7-1所示。

表7-1　高空缺氧的症状和客观体征

主观症状	程度	客观体征
气喘、呼吸困难 头痛 头晕(眩晕) 恶心 面部发热 视力减弱 视物模糊 复视 兴奋、烦躁 嗜睡 晕厥 虚弱 木僵	不断加重的缺氧 ↓	呼吸深快或过度换气 困倦 震颤 全身出汗 面色苍白 口唇发绀 焦虑 心动过速 心动过缓(危险) 判断力下降 语言表达不清 供给失调 意识丧失、抽搐

（1）特殊感觉。

视野变暗是一种常见的缺氧症状。然而,受试者在肺泡氧张力恢复正常之前都觉察不出这种变化,而在恢复后则感到照明亮度提升。在肺泡氧张力降至40 mmHg以下之前,在相当明亮的灯光环境(明视觉或锥体视觉)下,视网膜的敏感性不会受到影响。尽管实验室研究表明,即使是十分轻微的缺氧(如肺泡氧张力下降到75 mmHg,可反映相当于3000米高度时的缺氧状态),也会损害眼睛对光的敏感性(微光视觉或柱状视觉),但是这种损害的绝对值无实际意义。只有当肺泡氧张力进一步降至50 mmHg以下(如海拔4600米以上呼吸空气时),微光视觉对光敏感性的下降才具有显著意义。而在肺泡氧张力降至50 mmHg以下前,明视觉的视敏度不会受损。此外,中度缺氧和严重缺氧会导致视野受限,并伴有周边视力丧失和出现中心暗点。

（2）发绀。

皮肤或黏膜发绀,通常是组织中毛细血管和小静脉的还原血红蛋白浓度过高引起的。一般认为,每100mL毛细血管血液中至少含有5克还原血红蛋白时,才可能出现发绀。这一数值虽为粗略近似值,但可说明严重贫血时通常不会出现发绀。只有当动脉血氧饱和度低于75%时,才能明确检测出由缺氧引起的中枢性发绀。在1.7×10^4米以上高度,正常受试者呼吸空气时可能出现明显的发绀现象。

（3）意识丧失。

在缺氧时,大脑静脉血的氧张力与意识水平有密切关系。当颈静脉氧张力降低到17～19 mmHg时,即丧失意识。此时,相应的动脉氧张力会随大脑血流的变化而改变,而大脑血流又取决于动脉血中的氧和二氧化碳张力。促使大脑静脉氧张力降至17～19 mmHg,

进而引起意识丧失的动脉氧张力为 20~35 mmHg,具体数值视二氧化碳过少的程度而定。一般来说,当一个人肺泡氧张力降低到 30 mmHg(或稍低)时,经过一段时间就可能丧失意识;若存在明显的过度换气情况,肺泡氧张力降低到 30 mmHg 时,同样会出现意识丧失;如果没有二氧化碳过少症,即便肺泡氧张力低至 25 mmHg,人也能保持意识清醒。因此,当人体急性暴露于高空并呼吸空气时,出现意识丧失的高度可低至 5300 米,也可高至 8000 米。

（4）有效意识时间。

有效意识时间是指失压缺氧后,可供个体做出合理求生决策并实施相应措施的最长时间。这一时间间隔的长短受许多因素的影响,其中允许工作能力损害的程度是极为关键的因素。其影响范围可以从不能完成复杂的精神性运动任务到不能对简单指令做出反应。

有效意识时间有很大的个体差异,它取决于身体状况、年龄、训练水平、对缺氧的经验、体力活动及暴露前供氧的程度。

有效意识时间主要受以下因素影响。

① 与缺氧发生的高度和飞机上升的速率有关。缺氧发生的高度越高,飞机上升速率越快,缺氧反应就越严重,有效意识时间就越短。

② 与空勤人员是否有身体活动以及活动量大小有关。空勤人员活动量越大,有效意识时间越短。

③ 与身体状况好坏有关。身体状况越好,有效意识时间就越长。

④ 与空勤人员是否吸烟有关,吸烟会影响有效意识时间,吸烟者的有效意识时间比非吸烟者短。一些研究表明,在 5000 英尺(约 1520 米)高度飞行时,吸烟者的缺氧程度相当于非吸烟者在 10000 英尺(约 3050 米)高度的缺氧程度。

不同高度下的有效意识时间如表 7-2 所示。

表 7-2　不同高度下的有效意识时间

高度	有效意识时间
45000 英尺	9~15 秒
40000 英尺	15~20 秒
35000 英尺	30~60 秒
30000 英尺	1~2 分钟
28000 英尺	2.5~3 分钟
25000 英尺	3~5 分钟
22000 英尺	5~10 分钟
20000 英尺	30 分钟以上

② 高空缺氧的防护

有效利用机上的供氧设备是解决飞行中人员缺氧的主要途径。当缺氧状况不严重时，通过机上的供氧系统来调整飞机内部的氧气供应，以保证机上人员的氧气需要；当缺氧状况严重时，空乘人员应指挥全体乘客使用机上的氧气面罩，以保证氧气的供应。

飞机上的供氧系统主要是用于保障机上人员能够吸入足够氧气，以及在高空飞行或应急离机过程中防止人员缺氧的个体防护装备。飞机供氧系统根据飞机的乘员人数、航程、升限和任务性质的不同而有多种形式，但基本上都由氧源、控制阀、减压阀、氧气调节器、各种指示仪表、跳伞供氧器、断接器和氧气面罩等组成。

二、高空减压病

高空减压病是指当高空环境气压降低到使人体体液中溶解的气体（氮气为主）游离出来并形成气泡群导致的症候。这通常发生在飞机或飞行器上升至高空时，若增压座舱失去气密性、增压座舱性能不足导致余压较小，或未装备增压座舱，舱内乘员将直接暴露于低气压环境。此时，人体内原溶解于组织和液体内的氮气将快速、大量地释放出来，形成气泡群，导致高空减压病。

① 高空减压病的症状

高空减压病主要表现为关节及其周围组织的疼痛，此外还可能伴随皮肤、呼吸系统或神经系统方面的表现：如皮肤出现痒感、刺痛感、蚁走感，以及异常的冷热感觉；胸骨后不适、咳嗽和呼吸困难；头痛、视觉功能障碍、四肢无力甚至瘫痪等。上述症状一般在高度下降后随即消失，只有极个别病例在下降至地面后仍继续存在，需要采取积极的治疗措施。

② 高空减压病的预防

（1）保证客舱内足够的压力。

保证客舱内足够的压力是预防高空减压病的最根本措施。若能在飞行期间保持座舱压力不低于8000米高度的压力值，即可取得良好的预防效果。在民用航空中，只要密封增压座舱的结构完好就可以满足这个条件。

（2）吸氧排氮。

吸氧排氮是预防高空减压病的重要方法。呼吸纯氧时，由于肺泡气中的氮分压降低，溶解在静脉血中的氮气就可不断通过肺毛细血管弥散到肺泡中而被呼出，血液中的氮分压也就会相应地降低，于是，溶解在身体各种组织、体液中的氮气又会向血液中弥散，再由肺泡排出体外。这样不断循环，逐渐将体内的氮排出。

在军事航空中，对那些没有装备增压座舱或座舱压力制度定得不太严的高空飞行的机种，可在高空飞行前，采用吸氧排氮的预防措施，这是降低高空减压病发病率的重要方法。而对于民用航空，本方法则没有实际意义。

（3）飞行中若发生事故性减压，应逐渐下降至较安全的高度。

当密封增压座舱在 8000 米以上高空受到破坏时,应尽量减少不必要的体力负荷;如有乘客在高空已出现高空减压病,应迅速与地面指挥中心联系,以便及时下降高度。

(4) 控制重复暴露的间隔时间。

通常情况下,潜水活动后 24 小时内不应飞行。有的国家规定,紧急情况下,潜水活动后 12 小时内可以飞行,但需要经过航空医师的允许。

(5) 营养与锻炼。

合理膳食和坚持体育锻炼,可防治肥胖,增强呼吸、循环功能,对预防高空减压病的发生具有积极的意义。

三、高空胃肠胀气

高空肠胃胀气是一系列症状的总称,其主要表现为腹胀和腹痛,无明确的发生阈限高度,即使在较低的高度也可发生。

1 高空胃肠胀气的症状

(1) 由于胃肠道内气体膨胀压迫膈肌使其升高,呼吸运动受到限制,肺活量减少,严重时可发生呼吸困难、面色苍白、出冷汗、脉搏减弱、血压降低甚至晕厥。

(2) 由于腹内压增高,下肢静脉血液向心脏的回流也将受到影响。

(3) 腹胀和腹痛一般都发生在飞行上升过程中,或在达到一定高度后的最初阶段内。若能经口或肛门顺利排出部分膨胀气体,则短时间内腹胀、腹痛的症状即可消失;否则,飞行高度越高,症状将越严重。

2 高空胃肠胀气的预防

(1) 保证密封增压座舱的良好功能状态。

通常,民航客机舱内压比舱外压高出 0.5 千克/平方厘米,可减轻或消除胃肠胀气的影响。因此,在起飞前,应该经常检查座舱的加压密封设备,保证其处于良好的工作状态。

(2) 自觉遵守生活作息与饮食卫生制度。

保持良好的生活作息,避免疲劳飞行。注意饮食卫生,养成良好的饮食习惯:进食不宜过快,避免吞咽过多气体;进餐要定时定量,以维持胃肠正常活动机能,助力消化并减少产气。

(3) 限制食用易产气及含纤维素多的食品。

空勤人员在飞行期间,应限制食用易产气及含纤维素多的食品,如韭菜、芹菜、萝卜、扁豆、洋葱、洋白菜、黄豆芽等;禁饮能产气的饮料,如啤酒、汽水、大量的牛奶等;控制食用含脂肪多或油炸的食物,少吃刺激性食物。

(4) 防治便秘。

空勤人员在飞行前应排空大便、小便,保持胃肠道功能良好。

四、航空性中耳炎 ✈

一般在咽鼓管(耳咽管)通气功能良好的情况下,飞机在升降时,通过咽鼓管的调节和人为地做主动通气动作,就可保持鼓膜内外压力平衡,此时仅有耳胀感或轻微的听力障碍,但不会造成耳部损伤。如果中耳腔内、外压力不能迅速取得平衡,就会产生各种症状,伤及中耳腔,称为航空性中耳炎。

航空性中耳炎在乘客及空勤人员中较为常见。人的中耳与鼻咽部之间有一弯形而狭窄的管道,称为咽鼓管。中耳腔为一含气的空腔,外借鼓膜与外耳道相隔,内借咽鼓管与鼻咽部相通,所以咽鼓管是中耳腔与外界联系的唯一通道,咽鼓管平常呈关闭状态,只有在一定条件下(如打哈欠、吞咽等)才开放,保持中耳腔与外界气体的平衡。

当飞机上升,中耳腔内(鼓室)气体压力相对增高时,鼓膜受压向外凸出,此时就感觉到耳朵发胀、听力减弱,如果咽鼓管通气功能良好,中耳腔内的气体可以冲开咽鼓管逸出一部分,使中耳腔内外压力(即鼓膜两侧压力)达到平衡,一切恢复正常。因此,在飞机起飞、爬升过程中,除非咽鼓管有严重阻塞,否则一般不会发生气压性损伤。

飞机在下降时,中耳腔内压力相对降低,鼓膜受压向内凹陷,此时就会出现耳压感,严重时可出现耳痛、耳鸣,甚至听力减退。外界气体却不能随意进入鼓室,只有在做吞咽、打哈欠等主动通气的动作使咽鼓管口开放时,才能使空气进入中耳腔,重新恢复鼓膜内外的气压平衡。

如果咽鼓管通气不良或阻塞,中耳腔成了没有出口的无效腔,中耳腔内负压增大到一定程度时,气压会迫使鼓膜导致其破裂,进而造成气压性损伤,即航空性中耳炎。病情较轻者会出现耳痛、耳鸣、听力下降、鼓膜轻度充血等症状;病情较重者可能导致鼓膜穿孔出血。若此时存在上呼吸道感染,还可能继发化脓性中耳炎,造成听力丧失;严重时,气压变化甚至会影响内耳,引发一过性或持续性眩晕。

1 航空性中耳炎的病因

首先是感冒后并发上呼吸道感染,其他如鼻窦炎、鼻息肉、鼻咽部疾病及咽鼓管附近淋巴组织增生肥大等,均可引起咽鼓管狭窄或堵塞。其次是飞行高度,越接近地面,气压增加率越大(一般来说,中耳气压性损伤多发生在4000米以下,其中以1000~2000米高度最为常见)。最后,飞机的下降速率(单位时间内下降的高度)越大,鼓室内外的压差就越大,发病概率也越高。

2 航空性中耳炎的防护办法

应尽量避免在感冒期间执行飞行任务,每一位空勤人员都需了解该病的病因,并掌握咽鼓管通气方法。乘务员在飞机起降时,应向乘客做好宣传,主动提供糖果和饮料;对入睡的乘客,在飞机下降时需及时唤醒;对婴儿,则应嘱咐其母亲喂奶。此外,也可采用咽鼓管通气法进行预防和治疗。

(1)捏鼻鼓气法。

仅在飞机下降时使用。用拇指、食指捏紧鼻孔,闭口用力向鼻咽腔鼓气,以增加鼻咽腔气体压力而冲开咽鼓管,并应注意勿使面颊部鼓起和憋气过久,但可多做几次。

(2)吞咽法。

可多次吞咽唾液或咀嚼糖块。

(3)运动软腭法。

模拟呃逆动作(即不吞咽唾液做吞咽动作),模拟打哈欠动作等。

对于有习惯性压耳的空勤人员,在上飞机前要捏鼻鼓气,吹胀鼓膜,再做吞咽动作使鼓膜复原,连做3~5次,效果良好。患感冒或急性上呼吸道感染的空勤人员应主动向航空医师报告,抓紧治疗。存在压耳、耳痛或头痛者在进行咽鼓管通气后,可使用滴鼻净(萘甲唑啉)、去痛片(索米痛),若出现严重的鼓膜穿孔、出血情况,则需下机就医。

五、航空性牙痛

乘飞机高空飞行时,受到大气压力改变的影响,可能会引起牙痛,医学上称为航空性牙痛或气压性牙痛。这是一种由气压改变引起的牙髓疾病。

1 航空性牙痛的病因

一般来说,牙痛多由牙病引起。但有时在陆地上,即便存在牙病也可能毫无痛感,或仅出现轻微症状,而在飞行过程中,症状会明显加重,疼痛加剧。相关研究发现,在飞行中出现航空性牙痛的人,大多存在轻度牙髓病变,只是平时没有自觉症状。此外,牙根尖炎、深大龋洞、重度牙本质过敏、阻生牙等问题,在气压发生变化时,也会引发明显疼痛。龋齿继发牙髓损伤后,牙腔内压增高、残留气体膨胀并压迫血管,是导致牙痛的主要原因。同时,牙本质过敏、牙周炎、冠周炎等也可能引起航空性牙痛。

航空性牙痛多见于军事飞行人员,因为军用飞机飞行高度较高,气压变化大。疼痛特点是以病牙为中心,向耳周围或颌骨处扩散。一般民航客机气压变化慢,乘客如果没有牙齿疾病(如龋齿、牙髓炎)及牙周疾病(如牙周炎、牙周脓肿),乘坐飞机时,是不会发生航空性牙痛的。

2 航空性牙痛的防治

空勤人员若患有龋齿,应及时去医院牙科就医。

乘客一旦出现航空性牙痛,可以服用一些止痛药。患有深度龋齿、牙周脓肿及急性上颌窦炎的患者,最好等治愈后再乘飞机出行。龋齿经过充填治疗后,牙髓敏感性更高,因此,在补牙后4小时内最好不要乘飞机旅行。值得注意的是,原来没有牙痛症状者,如果出现气压性牙痛,最好到医院牙科做仔细检查。

六、高血压

高血压是最常见的心血管疾病,它与冠心病、脑血管疾病等密切相关。因此,世界各国均十分重视高血压的发病机制及临床防治的研究。由于空勤人员工作环境的特殊性,高血压也是这一人群的常见病和多发病。由于高血压易引发心、脑、肾和眼底的并发症,尤其是脑卒中,致残率和致死率都很高,危害很大。因此,国内外航空医学界对高血压进行了深入的研究。

1 高血压的病因

高血压的病因目前尚不十分清楚,一般认为是在一定的遗传背景下,由于多种后天因素的作用使正常血压调节系统功能失常。以下因素可能与高血压的病因有关。

(1)遗传。

高血压具有较明显的家族聚集性。研究发现,双亲均患高血压的正常血压子女(儿童或少年)血浆中去甲肾上腺素和多巴胺的浓度显著高于无高血压家族史的对照组,且未来发生高血压的比例也更高。国内调查显示,与无高血压家族史者相比,父母一方有高血压的人群患病率高 1.5 倍,而父母均患高血压者患病率高 2～3 倍。此外,高血压患者的亲生子女与收养子女虽处于相同生活环境,但亲生子女的高血压患病风险显著更高。动物实验已成功培育出遗传性高血压大鼠株(SHR),分子遗传学研究进一步证实了遗传因素在高血压发病中的关键作用。

(2)饮食。

① 盐类。与高血压最密切相关的是钠元素,人群平均血压水平与食盐摄入量有关,减少每日摄入食盐量可使血压下降。有报告指出,高血压患病率与夜尿中的钠含量呈正相关,但也存在不同观点,这可能与高血压人群中存在盐敏感型和非盐敏感型的区别有关。高钠摄入促使高血压发生,其可能的机制是通过提高交感神经张力,进而增加外周血管阻力。此外,饮食中钾、钙摄入不足,或钠与钾的比例升高时,也容易引发高血压;而高钾饮食则可能降低高血压的发病率,动物实验也有类似的发现。

② 脂肪酸与氨基酸。减少总脂肪摄入量,增加不饱和脂肪酸的比例,同时降低饱和脂肪酸的摄入,有助于降低人群平均血压水平。动物实验表明,摄入富含含硫氨基酸的鱼类蛋白质,可有效预防血压升高。

③ 饮酒。长期饮酒者的高血压患病率显著升高,且患病风险与饮酒量呈正相关。这一现象可能与酒精刺激导致皮质激素和儿茶酚胺水平上升有关。

(3)职业和环境。

流行病学研究提示,从事需要高度集中注意力的工作、长期处于精神紧张状态,或长期暴露于环境噪声及不良视觉刺激中的人群,高血压的发病风险更高。

(4)其他。

吸烟者、肥胖者患高血压的概率较高。

2 高血压的临床表现

高血压的症状因人而异。患者早期可能无症状或症状不明显,常见的是头晕、头痛、颈部紧绷感、疲劳、心悸等。此时,仅会在劳累、精神紧张、情绪波动后出现血压升高,并在休息后恢复正常。随着病程进展,血压持续显著升高,逐渐会出现各种症状,此阶段称为缓进型高血压。缓进型高血压常见的临床症状有头痛、头晕、注意力不集中、记忆力减退、肢体麻木、夜尿增多、心悸、胸闷、乏力等。高血压症状与血压水平存在一定关联,多数症状在精神紧张或过度劳累后加重。此外,患者清晨活动后血压常迅速升高,形成清晨高血压现象,而心脑血管事件的发生风险在清晨时段显著升高。

当血压突然升高到一定程度时甚至会出现剧烈头痛、呕吐、心悸、眩晕等症状,严重时会发生神志不清、抽搐,这就属于急进型高血压和高血压危重症,多会在短期内发生严重的心、脑、肾等器官的损害和病变,如中风、心肌梗死、肾功能衰竭等。症状与血压升高的水平并无一致的关系。

继发性高血压的临床表现主要是有关原发病的症状和体征,高血压仅是其症状之一。继发性高血压患者的血压升高具有其自身特点,如主动脉缩窄所致的高血压可仅限于上肢;嗜铬细胞瘤引起的血压增高呈阵发性。

3 高血压的治疗方法

高血压的诊断一经确立,即应考虑治疗。高血压属慢性病,因此,需要长期、耐心而积极地治疗,降低动脉血压至正常或尽可能接近正常,以控制并减少与高血压有关的脑、心、肾和周围血管等靶器官损害。近年来的大量临床对照试验结果表明,通过降压药物或非药物治疗使血压降至正常,可减少高血压患者脑卒中的发生率和死亡率,防止和纠正恶性高血压,降低主动脉夹层分离的病死率。但迄今尚未证实降低血压能显著减少冠心病事件(如急性心肌梗死和心脏性猝死)的发生率,其原因可能是,降压药物治疗开始得太晚,或治疗期不够长,以致未能看到这方面的效果;是否与某些降压药物的不良反应有关,也受到一定的关注。

高血压患者的靶器官损害与血压增高的程度密切相关。因此,目前临床上对中、重度高血压,或已伴有靶器官损害的高血压患者,均主张应立即开始降压药物治疗。

(1)一般治疗。

① 劳逸结合,保持足够而良好的睡眠,避免和消除紧张情绪,适当使用安定剂(如地西泮 2.5 mg,口服)。避免过度的脑力和体力负荷。轻度高血压患者,经常进行一定的体育锻炼(如练气功和打太极拳)有助于血压恢复正常;中、重度高血压患者或已有靶器官损害表现的Ⅱ期、Ⅲ期高血压患者,应避免竞技性运动,特别是等长运动。

② 减少钠盐摄入(每日氯化钠摄入量应小于 6 g),同时保证饮食中钾、钙、镁的充足摄入。

③ 控制体重。肥胖的轻度高血压患者通过减轻体重往往能使血压降至正常;肥胖的中、重度高血压患者,则可在减轻体重的同时配合降压药物进行治疗。

④ 控制动脉硬化的其他危险因素,如吸烟、血脂升高等。

(2)降压药物治疗。

近年来,降压药物的研究发展迅速,七类降压药物(利尿剂、β受体阻滞剂、钙通道阻滞剂、血管紧张素转化酶抑制剂、血管紧张素Ⅱ受体拮抗剂、肾素抑制剂及其他复方制剂等)的临床应用,从根本上改变了高血压药物治疗的面貌。根据不同患者的特点,单独选用或联合应用各类降压药,可使大多数高血压患者的血压得到控制。

（3）空勤人员的用药问题。

高血压曾是空勤人员停飞的重要原因,大量安全、有效的降压药物的出现,使许多患有高血压的空勤人员仍能继续从事飞行职业,但需注意,并非所有对高血压有效的药物都适宜空勤人员使用。根据《民用航空体检鉴定医学标准实施细则》(AC-67FS-001R2)规定,空勤人员可使用的药物包括噻嗪类利尿剂、血管紧张素转换酶抑制剂、血管紧张素Ⅱ受体拮抗剂、钙通道阻滞剂、β受体阻滞剂或血管紧张素受体-脑啡肽酶抑制剂。这里必须强调的是,无论使用何种药物来控制血压,首次使用或更换降压药物时,至少应观察14日,使血压控制在标准范围内,无症状,无药物不良反应,无影响安全履行职责的心、脑、肾等重要器官并发症或功能损害。

4 高血压的注意事项

（1）在航空医师的指导下使用,不得私自使用或随意更改药物种类和剂量。

（2）高血压的控制,不能仅仅依靠药物,还要采取控制肥胖、限制食盐的摄入和坚持锻炼等综合措施。

七、冠心病

冠心病是因供应心脏本身的冠状动脉管壁形成粥样斑块造成血管腔狭窄所致的心脏病变。由于冠状动脉狭窄的支数和程度的不同,其临床症状也有所不同。

1 冠心病的易患因素

由于空勤人员职业的特殊性,冠心病对于飞行安全的威胁非常大,经确诊必须停飞,停飞率为100%。国内航空医学的一项研究表明,飞行员的冠心病初发年龄为38.2岁,比普通工人、农民提前10～15年,且由于生活水平的改善、飞行年限的延长等原因,空勤人员中具有冠心病危险因素的人群比例在逐年增加。积极开展冠心病的一级、二级预防,降低冠心病发病率和死亡率逐渐受到医学界的重视。

近年来,国内外流行病学研究显示,冠心病与患者的生活方式及某些生理因素密切相关,通过改变或控制这些危险因素,能够明显降低冠心病发病率、死亡率与致残率。

空勤人员冠心病的易患因素主要如下。

（1）高血压。

血压≥140/90 mmHg或进行抗高血压药物治疗者,冠心病的发病概率大大增加。在空勤人员中,高血压发病率也有逐年增高的趋势。对海军1000余名空勤人员的疾病调查发现,高血压发病率占2.1%,占内科疾病的6.8%,占因病暂时停飞人员的6.1%,这说明高血压对空勤人员的身心健康造成了较大影响。

（2）高脂血症。

高脂血症也将大大增加冠心病的发病概率。对2233例因冠心病住院治疗的空勤人员进行调查发现,其中高脂血症占 5.55%,以 40~44 岁组高脂血症患者占比最高,占 21.64%。

（3）吸烟。

每日吸烟 10 支以上群体,冠心病发病的概率大大增加。对 762 名空勤人员进行调查发现,现仍吸烟者 392 人,占 51.4%。

（4）糖尿病及糖耐量异常。

糖尿病会显著增加冠心病的发病概率。对 191 名接受健康疗养的空勤人员进行的调查结果显示:其中 36 岁及以上者 138 名,36 岁以下且身体质量指数(body mass index, BMI) ≥25 者 53 名;此次调查共检出血糖增高者 6 例,其中符合糖尿病诊断标准的 1 例,糖耐量降低的 5 例。

（5）超重与肥胖。

肥胖是一个重要且易于评估的冠心病危险因素。临床流行病学研究将超重与肥胖的判定标准分别界定为:BMI 25~29.9 kg/m² 和 BMI>30 kg/m²。冠心病预防的目标是将身体质量指数控制在正常范围内。

（6）饮酒与饮食习惯。

对 120 例正在健康疗养的男性空勤人员开展的问卷调查结果显示:他们在队期间的膳食均为空勤普食;41 岁以上团职空勤人员占比达 89.20%;经常饮酒的人员占比 68.3%,其中 60% 存在饮酒过量的情况;体育锻炼减少的人员占比 85.0%;能有意识地控制饮食的人员仅占 15.8%,而未控制或只是偶尔控制饮食的人员占比 84.2%。

2 冠心病的临床表现

世界卫生组织将冠心病分为隐匿型冠心病、心绞痛、心肌梗死、缺血性心肌病和猝死五大临床类型。最常见的是心绞痛和心肌梗死。其临床表现多种多样,轻重不一,主要包括以下几种。

（1）胸痛或胸闷。

这是冠心病最常见的症状,通常表现为心前区或胸骨后的压榨性疼痛、憋闷感或紧缩感,可能向左臂、肩部、颈部和下颌放射,并伴有心慌、气短、出汗等症状。这种疼痛通常是由过度劳累、情绪激动等诱发,且持续时间一般较短,多为 3~5 分钟。当冠状动脉完全被阻塞时,可发生心肌梗死,此时症状包括剧烈胸痛、气促、出冷汗等,疼痛持续时间较长,可能超过 30 分钟甚至数小时,休息或含服硝酸甘油制剂无法缓解。

（2）不典型疼痛。

部分患者可能表现为不典型的症状,如活动时出现肩膀疼、左上臂疼、后背疼、上腹疼等,这些也可能是冠心病心肌缺血的表现。还有患者可能出现牙痛、头痛等较为罕见的症状。这些症状的出现往往与活动和劳累有关,且休息后可缓解。

（3）心律失常。

冠心病患者可能出现各种心律失常,如心动过速、心动过缓、心律不齐等,这是由冠状动脉缺血引起的电活动异常所致,严重时可能导致晕厥甚至猝死。

（4）呼吸困难。

长时间的心肌缺血、缺氧容易引起呼吸困难、咳嗽等症状。起初可能在剧烈运动后出现,随着病情进展,日常活动甚至休息时也会感到气短,严重时可出现端坐呼吸,即不能平卧,需要坐起才能缓解呼吸困难。

(5)乏力。

由于心肌供血不足,心输出量减少,身体各组织器官得不到充足的血液供应,能量代谢受到影响,患者就会感到全身乏力,在进行一些简单的日常活动时,如爬楼梯、做家务等,就会比正常人更容易感到疲惫。

(6)头晕。

冠心病容易导致身体供血不足,影响到大脑,表现出头晕等症状,特别是在体位改变时头晕症状加重。

(7)胃肠道不适。

冠心病患者容易出现消化不良,引起恶心呕吐、腹痛、腹胀等不良反应。这是因为心脏病变刺激了迷走神经,反射性地引起胃肠道反应。

此外,患者还可能出现眩晕、疲劳、咳痰等症状,当心功能不全时,肺部充血可导致咳嗽、咳痰,严重时可能出现粉红色泡沫样痰。需要注意,并非所有冠心病患者都会表现出相同的症状,有些患者可能没有明显的症状,被称为无症状冠心病。

3 冠心病的预防

(1)养成健康饮食习惯。

所谓健康饮食,是指符合个体对能量和营养成分需求的结构合理的膳食。空勤人员的饮食同样要做到合理调整。对于患有高血压、高血脂的空勤人员,建议将每日盐摄入量控制在 5 g。应多吃蔬菜和水果,特别是绿色蔬菜以及红黄色水果,每天的摄入量保持在 400~500 g。要调整动物性食物的摄入结构,多吃鱼、禽类,适量食用瘦猪肉、牛羊肉,每天各类动物性食物总量不超过 100 g;鸡蛋每天食用不超过 1 个,鲜奶摄入量为 250 mL;同时,增加豆类、豆制品以及杂粮的摄入。此外,要避免过多食用糖类,以及含胆固醇、饱和脂肪酸过多的食物。世界卫生组织在最近的一份报告中指出,每天适当减少食物摄入量,有助于减轻高血压症状,还能起到预防冠心病的作用。

(2)保持适度体力运动。

空勤人员在疗养期间的体育锻炼是有计划、有目标的,通过锻炼能够保持充沛体力,降低血脂并改善血糖。但部分空勤人员认为,疗养就是要吃好、玩好、休息好,因而整天打牌、玩手机或大吃大喝,导致生物钟颠倒,使疗养反而变成对身体的损害。医务人员的健康教育、督促与管理,对提升疗养效果具有重要意义。建议每日进行 30~50 分钟的体育锻炼,如快步走、骑自行车、慢跑、登山、球类运动等;也可增加日常生活中的体力活动,比如步行、游览等。

(3)绝对戒烟。

吸烟会使冠状动脉痉挛,使血浆凝血素、纤维蛋白原增高,形成血栓,增加冠状动脉堵塞的危险。吸烟会使冠心病的相对危险性增加2倍。因此,要绝对戒烟。

（4）定期测量血压和控制血压。

空勤人员的血压若高于160/100 mmHg,或经3个月生活方式调节(如控制体重、增加体力活动、限酒、限盐)后仍高于140/90 mmHg,就应开始药物治疗。血压控制目标设定为140/90 mmHg;若伴有冠心病的其他危险因素,血压控制目标则为130/80 mmHg。

（5）定期检测血脂、血糖。

高血脂的主要指标包括血清总胆固醇、低密度脂蛋白胆固醇(LDL-c)及甘油三酯。血清总胆固醇应控制在200 mg/dL(5.2 mmol/L)以下,超过此值需启动饮食治疗;若超过220 mg/dL(5.69 mmol/L),则需开始药物治疗。血糖控制对冠心病的进展影响重大。血糖异常会伴随一系列脂质代谢异常,显著增加冠心病风险,因此一经发现应及时治疗。在疾病早期,可通过饮食调节与体育锻炼进行控制;若控制效果不佳,则需采用药物干预。

（6）心理干预。

对因社会、家庭、工作原因产生的压力和心理紧张进行自我调节、自我放松,做到心理平衡。疗养院应配备心理咨询人员,主动对空勤人员进行心理教育,帮助他们疏导负面情绪,指导他们保持良好的心理状态。

4 冠心病的治疗

冠心病可选用钙通道阻滞剂、硝酸酯类药物、血管紧张素转换酶抑制剂进行治疗。对于心率较快者,可选用β受体阻滞剂,以缓释剂为宜。此外,可加用肠溶阿司匹林,剂量为每天70~100 mg。治疗中需注意对冠心病危险因素的干预,包括降压、调脂、糖尿病治疗及戒烟、限酒等;也可选用极化液和硝酸酯类药物静脉滴注。若患者合并心力衰竭及心律失常,应加用相应的纠正心衰和抗心律失常的治疗方案。必要时,可对患者实施冠心病介入治疗,即经皮冠状动脉腔内成形术(PTCA)联合支架植入术;对于病情严重的患者,则可考虑进行外科搭桥手术。

八、高原病

高原病又称高山病,通常是指人体进入高原或由高原进入更高海拔地区的当时或数天内发生的因高原低氧环境引起的疾病,可分为急性高原病和慢性高原病。

1 高原病的临床表现

（1）急性高原反应。

人体进入高原短时间内发生的一系列缺氧表现称为急性高原反应。急性高原病(急性高原反应)依其严重程度可分为急性轻型(或良性)高原病和急性重型(或恶性)高原病。

① 急性轻型高原病。急性轻型高原病多属机体对低氧环境的生理适应反应。发病高峰期是在进入高原后24~48小时,多表现为头痛、头昏、心悸、气短、乏力、恶心、呕吐等,通常3~7天自愈。

② 急性重型高原病。急性重型高原病包括高原肺水肿和高原昏迷。高原肺水肿是急

性高原病中恶性、严重的类型。其特点是发病急,病情进展迅速,多发于夜间睡眠时,若患者得不到及时的诊断和治疗可危及生命。其表现主要有烦躁或嗜睡、咳嗽、咳粉红色泡沫样痰、呼吸困难,两肺听诊可闻及干湿啰音;若合并感染,还会出现体温升高、心率加快,胸透可见肺中下部有絮状或点片状模糊阴影。需要注意的是,在高原地区应尽量避免感冒。高原感冒时发热温度有假象,测体温的温度常会低于实际温度1℃,易被忽视。呼吸道感染即使很轻微,也可增加发生高原肺水肿的危险。因此,要加强保暖,预防感冒。发现感冒初期症状,立即服用抗感冒药。若延迟服用特定类型的抗感冒药,一般已无效。高原昏迷,又称高原脑水肿——急性高原病的危重类型。其特点是严重脑功能障碍和意识丧失,发病急,有时昏迷较久则会留有后遗症,甚至死亡。休息时仅表现轻度症状,如心慌、气短、胸闷、胸痛等,但活动后症状特别显著。

（2）慢性高原反应。

人体进入高原3个月后,仍有部分或全部高原反应,可视为慢性高原反应。只有极少数人会发生慢性高原反应,这与生理过程的某种障碍有关,他们会在到达高原后一段时间甚至一两年后才发病。慢性高原病可分为心脏病型、高血压型、红细胞增多型和慢性混合型。其中以较纯粹的形式出现的只有一小部分患者,大多数患者兼有别的病理变化。慢性高原病(慢性高原反应)可分为精神神经型慢性高原病、胃肠型慢性高原病和肾病型慢性高原病三种。

① 精神神经型慢性高原病。精神神经慢性高原病患者主要表现为头痛、头昏、失眠、多梦、记忆力减退、短暂性晕厥、月经不调等。有的患者还会出现精神及行动上的异常。

② 胃肠型慢性高原病。胃肠型慢性高原病患者主要表现为食欲减退、腹胀、慢性腹泻等。腹泻每天2~3次,多为不成形软便,便前会有腹痛,便后腹痛消失。

③ 肾病型慢性高原病。肾病型慢性高原病患者主要表现为水肿、蛋白尿、血尿等。蛋白尿和血尿会同时或单独出现。血尿轻者仅在显微镜下可见,重者肉眼即可看到血尿。因血尿刺激会有轻微尿频和排尿不适。肾病型慢性高原反应患者中以妇女更为多见。

2 高原病的处置方式

急性高原病一般无须特殊治疗,只需要对劳动和休息做妥善的安排即可。随着对高原环境的适应,患者症状会显著减轻。患者头痛时可口服止痛片,吸氧能迅速地消除或减轻患者的一般症状,但停止吸氧后,症状将再次出现。空勤人员可提前服用维生素E预防高原反应,提高对缺氧的耐受力。

（1）休息及保暖。患者应减少活动,采用绝对半卧位休息,两腿下垂,可使用毛毯、衣物等方便措施保暖。

（2）立即充分吸氧。给予急性高原病患者吸氧可以缓解其恐惧高原的心理,使他的情绪尽快地稳定下来。吸氧可以改善及减轻患者的呼吸暂停症状,并可防止病情的进一步发展。患者吸氧时宜采用持续性、低流量给氧,氧气流量以每分钟1~2L比较合适。间断性给氧方式是禁止的,因为间断性吸氧会使机体延迟对高原环境的适应时间。

（3）对于低血糖患者,在无法判明是否患有肺水肿的情况下,禁止摄入液体物质,可适当提供巧克力或糖进行缓解。

（4）做好病情相关信息的记录，并提供给专业医疗人员以做参考。如情况持续恶化，按紧急医学事件处置。

（5）及时向患者询问病情。

任务二　空勤人员健康管理与压力控制

在航空业中，空勤人员扮演着至关重要的角色。他们不仅是航空公司的形象代表，更是每一次飞行安全的守护者。然而，由于工作性质特殊，空勤人员常常面临巨大的身体与心理压力。因此，对空勤人员开展有效的健康管理与压力调控，不仅关乎其个人福祉，更是整个航空安全体系中不可或缺的一环。本任务将深入探讨空勤人员健康管理与压力控制的重要性、实施方法，以及应对相关挑战的策略。

一、空勤人员的健康管理

空勤人员由于长时间处于高空低压环境中，容易出现心血管、呼吸系统和消化系统的问题。例如，高空飞行可能导致血液中气体成分变化，增加血栓形成的风险。因此，应采取有效的预防措施来提高身体素质和缓解工作压力，主要包括健康的饮食习惯和适量的运动。

（一）健康的饮食习惯

1　合理的膳食

（1）空勤人员膳食结构中糖、脂肪、蛋白质的比例。

在飞行过程中，人体的消化腺分泌会受到抑制，胃肠道蠕动也会减缓。相较于糖类食物，高脂肪和高蛋白食物的消化难度更大。而且，飞行时胆汁分泌量减少，这也会进一步影响脂肪的消化。所以，高脂肪膳食不利于飞行。同时，飞行期间的膳食中蛋白质含量也不宜过高。具体比例为：糖类提供的热量占总热量的 60%～65%，脂肪占 20%～25%，蛋白质占 10%～15%。

（2）空勤人员膳食结构中维生素的问题。

很多维生素是细胞内呼吸酶的重要辅酶，对物质和能量代谢起着重要的作用。飞行负荷可引起体内维生素代谢的改变，酶的活性也将随之受到影响。另外，飞行负荷可引起蛋白质代谢的增加，蛋白质分解产物中某些胺类物质能使前庭功能发生紊乱，而维生素有调节这些胺类物质代谢的作用。因此，补充一定量的维生素可提高缺氧时细胞内酶的活力，增强细胞呼吸功能和对氧的利用率，从而使空勤人员的飞行耐力得到提高。补充维生素的具体增加量与飞行中缺氧、加速度、振动、噪声，以及精神紧张时固醇类激素代谢的改变有关。其中,血中胆固醇的水平与各种维生素的水平呈负相关,即飞行中血胆固醇增高,维生素在血液中的浓度及在尿中的排出量均下降,其中尤以维生素 B_1、维生素 B_2 和维生素 C 最为明显。

(3)空勤人员合理膳食的基本要求。

①营养平衡。营养平衡包括以下三个方面。

A.人体对营养的最基本要求是供给能量,使其能维持体温,满足生理活动和从事劳动的需要。

B.构成身体组织,供给生长、发育及组织自我更新需要的能量。

C.保护器官功能,调节代谢反应,使身体各部分功能保持正常。

②膳食平衡。膳食平衡需要同时在几个方面建立起膳食营养供给与 机体生理需要之间的平衡:热量营养素构成平衡—氨基酸平衡—各种营养素摄入量之间平衡及酸碱平衡—动物性食物和植物性食物平衡。

(4)空勤人员每日膳食的配置原则。

空勤人员每日膳食的配置原则如下。

① 遵循高糖、低脂、适量蛋白质、富含维生素的原则。

② 飞行时的食物应少而精,避免体积过大。

③ 选择能刺激胃液分泌的食物,如肉汤、带酸味的食品等。

(5)空勤人员每日膳食的供给标准。

为保证空勤人员身体健康,提高飞行作业能力,延长飞行年限,保证飞行安全,1995年,中国民用航空总局(2008年改为中国民用航空局)制定了《民用航空空勤人员每日膳食中营养素供给标准》(以下简称《标准》)。

① 主要内容与适用范围。《标准》规定了空勤人员每日膳食中热能、蛋白质、脂肪、维生素、无机盐与微量元素的供给量,并对膳食质量提出了相应的要求,适用于从事民用航空飞行作业的空勤人员。

② 营养与膳食要求。

A.膳食中动物性蛋白质和大豆类蛋白质应占摄入蛋白质总量的40%~60%。

B.膳食脂肪中,饱和脂肪酸与单不饱和脂肪酸、多不饱和脂肪酸的比例应为1:1:1。

C.每日膳食中胆固醇摄入量应控制在700 mg以下。

D.膳食中由食糖提供的能量不应超过每日总能量的10%。

E.膳食中维生素A至少应有1/3来自动物性食物。

膳食质量要求如表7-3所示。

表7-3 膳食质量要求

项目	单位	标准值
能量	兆焦耳(MJ)	13.1(12.0~14.2)
蛋白质	克(g)	120

项目	单位	标准值
脂肪*	百分比(%)	20～30
钙	毫克(mg)	800
铁	毫克(mg)	15
磷	毫克(mg)	1200
锌	毫克(mg)	15
硒	微克(μg)	50
碘	微克(μg)	150
维生素 A 当量	微克(μg)	1000
维生素 D	微克(μg)	10
维生素 E	微克(μg)	12
硫胺素	毫克(mg)	2
维生素 B_2	毫克(mg)	2
烟酸	毫克(mg)	20
吡哆醇	毫克(mg)	2
抗坏血酸	毫克(mg)	100～150

注:*为脂肪能量占总能量的百分比。

每日各类食物供能情况如表7-4所示。

表7-4 每日各类食物供能情况

食物种类	每日供应能量(g/人)
干硬果类	15
植物油	50
饮料类	10%*
调料类	5%*(食盐小于10 g)
复合维生素丸	1粒

注:*为全日伙食中的百分比。

(6) 空勤人员的膳食制度。

足够数量和一定比例的营养素是保证空勤人员营养的前提,但合理的膳食制度也是必不可少的。空勤人员合理的膳食制度包括以下几项内容。

① 非飞行日实行三餐制,飞行日实行四餐制。

② 进餐时间:早餐应在飞行前1～1.5小时进食;午餐相对丰盛,建议在飞行前2小时进食;若飞行时间超过4小时,应安排加餐,加餐应遵循少而精的原则。夜间飞行时,晚餐中蛋白质含量不宜过高,以免增加神经系统的兴奋性而影响晚上的睡眠。

③ 禁止空腹和饭后立即飞行。大脑中的能量储备较少,其能量的消耗完全靠血糖来补充,所以大脑对低血糖特别敏感,而空腹常常是导致低血糖的原因。饭后立即飞行可导致疲劳、嗜睡和智力下降,从而影响飞行效率和耐力。

④ 禁止飞行日饮酒。空勤人员饮酒后8小时以内不准参加飞行,严格按照《中国民用航空航空卫生工作规则》规定执行。

2 低蛋白饮食

低蛋白饮食适用于急性肾炎、肾功能衰竭、慢性肝硬化、肝性昏迷前期及肝性昏迷患者。对这类膳食的要求有以下五个方面。

(1)每日膳食中蛋白质总量控制在40 g以下。

(2)肾功能衰竭患者的蛋白质供应量,需根据其内生肌酐清除率、血肌酐、尿肌酐及尿素氮等指标水平进行调整。

(3)减少动物性食物和豆类食品的摄入,每日热量应以碳水化合物为主要来源。

(4)多食用新鲜水果和蔬菜。

(5)不使用刺激性调味品及食品添加剂。

3 低盐饮食

低盐饮食适用于高血压、心力衰竭、急性肾炎、慢性肾炎、肾功能衰竭、肝硬化腹水、妊娠毒血症及各种原因引起的水钠潴留患者。对这类膳食的要求主要有以下两个方面。

(1)禁止食用一切盐腌制品,可根据患者的具体病情,少量使用食盐或低钠酱油来改善食欲。

(2)可使用糖、醋等调味品调节口味。

4 低脂饮食

低脂饮食适用于冠心病、高脂血症、胆囊炎、胆道疾病、肝胰疾病患者以及腹泻患者。对这类膳食的要求有以下四个方面。

(1)每日膳食脂肪控制在50 g以内,但胆、胰疾病患者控制在40 g以内。

(2)不用动物性油脂多的食品做膳食原料,不食用含油脂多的糕点、奶油和油炸食品。

(3)瘦猪肉、羊肉,每日用量控制在200 g以内。

(4)烹饪方法可选用蒸、炖、煮、卤等,少用油脂。

5 低胆固醇饮食

低胆固醇饮食适用于冠心病、高胆固醇血症、胆囊炎、胆石症、肾病综合征等患者。对这类膳食的要求有以下五个方面。

(1)每日膳食中胆固醇的摄入量应控制在300 mg以内。

(2)少用动物内脏、脑、鱿鱼、墨鱼和蛋黄等胆固醇含量高的食材作为膳食原料。

(3)烹饪食物时不要使用动物类脂肪,可选用豆油、茶油等富含不饱和脂肪酸的油脂进行烹饪。

(4)少食瘦肉,可饮用牛奶,以脱脂奶和酸奶为好。

(5) 多选用大豆、香菇和木耳等有助于降低血脂的食品。

6 高纤维素饮食

高纤维素饮食适用于减肥、排毒降脂,具有预防结肠癌、直肠癌,以及治疗便秘等功效,能够起到预防高血压、心脏病的作用,有助于糖尿病患者控制血糖。对这类膳食的要求主要有以下两个方面。

(1) 膳食原料宜多采用含纤维素丰富的食物。

(2) 应当适量选用麦麸、谷物及麦片等纤维素含量较高的粗粮作为食物。

7 少渣饮食

少渣饮食适用于伤寒、肠炎、痢疾、肛门肿瘤、胃肠道手术前后、食道静脉曲张、溃疡性结肠炎等患者。对膳食的要求主要有以下三个方面。

(1) 少渣的肉汤、菜汤及米汤。

(2) 少渣的赤豆或绿豆汤;各种菜汁、果汁。

(3) 牛奶、豆浆及稀薄的藕粉等。

(二)适量的运动

1 热身与拉伸

每次运动前进行5~10分钟的热身活动,如快走、慢跑等,以提高肌肉温度和促进血液循环。运动后进行10分钟的拉伸,以减少肌肉紧张和疲劳。

2 推荐运动项目

(1) 有氧运动。

①快走/慢跑:每周至少150分钟中等强度的有氧运动,如快走或慢跑。

②游泳:对关节冲击小,适合长期从事航空工作的人员。

③骑自行车:可作为日常通勤方式,增加日常活动量。

(2) 力量训练。

①全身力量训练:每周至少2天,针对主要肌肉群进行力量训练,如深蹲、卧推、引体向上等。

②核心肌群训练:加强腹部和背部肌肉训练,有助于改善姿势和减少腰背痛。

(3) 灵活性训练。

①瑜伽/普拉提:提高身体柔韧性和平衡能力,减少工作压力。

②动态拉伸:在热身和运动后进行,有助于提高关节活动范围。

(4) 平衡训练。

①单脚站立:增强下肢力量和平衡能力,预防跌倒。

②BOSU球训练:通过不稳定表面进行训练,提高身体协调性和平衡能力。

3 注意事项

（1）避免过度训练。

运动量应根据个人体能逐渐增加，避免过度训练导致的运动损伤。

（2）保持水分。

运动前后及时补充水分，保持身体水平衡。

（3）合理饮食。

均衡摄入各类营养素，为运动提供充足的能量。

（4）充足休息。

保证充足的睡眠时间，以利于身体恢复和肌肉生长。

二、空勤人员的压力控制

压力是人们在面对挑战或威胁时产生的一种心理和生理反应。对于空勤人员而言，压力可能来源于飞行任务的复杂性、工作环境的特殊性、人际关系的紧张。这些压力源相互交织，对空勤人员的心理健康构成挑战，因而可能产生心理应激。

心理应激是指有机体在某种环境刺激作用下，由于客观要求和应对能力不平衡所产生的一种适应环境的紧张反应状态。

1 空勤人员常见应激源

引起全身性适应综合征或局部性适应综合征的各种因素统称为应激源。空勤人员常见的应激源包括以下几种。

（1）外部物质环境。

外部物质环境包括自然因素和人为因素两大类。自然因素包括寒冷、酷热、潮湿、强光、雷电、气压等，这些因素可以引起冻伤、中暑等反应；人为因素包括大气污染、水污染、食物污染、射线污染、噪声污染等，情况严重时，可能引发疾病，甚至导致残疾。

（2）个体的内环境。

将环境划分为内环境与外环境，这只是人为的区分方式。个体内环境出现的许多问题，其实常常源自外环境，如营养缺乏、感觉剥夺、刺激过量等。机体内部各种必要物质的生成与平衡出现失调，如内分泌激素增多、酶和血液成分发生改变，这些既可能成为应激源，也可能是应激反应的一个组成部分。内环境涉及的应激源包含各类理化和生物学刺激物，如航空噪声、航空振动、加速度、宇宙辐射、高空缺氧、航空毒物及药物；还有生理和病理性应激源，如睡眠障碍、低血糖以及各种疾病等。

（3）心理社会因素。

大量事实说明，心理社会因素能够引发全身性适应综合征，具有应激性。如对不幸事件的预期、面临心理冲突和挫折情境、经历各种考试、与上下级或同事关系紧张、结婚、夫妻生活不协调、离婚、亲人生病或离世、子女升学或就业等情况。尤其是亲人的离世，往往是更易引起关注的应激源，因为在悲伤的过程中，往往会出现明显的躯体症状。

（4）职业性应激源。

例如，飞行活动要求空勤人员长时间保持注意力高度集中，以便随时对空中、地面及座舱内不断变化的信息进行分析和判断。这种高度的精神紧张状态，容易导致飞行疲劳。此外，自西向东跨越一定时区的长途飞行会引发时差效应；航空技术发展日新月异，空勤人员转升新机型在所难免，但过去形成的飞行技能可能对新技能的学习产生阻碍（技能的负迁移），进而导致学习困难；空中还可能突发各种事件，如通信故障、迷航、发动机突然停止、降落时起落架卡阻、两机危险接近或与其他飞行物相撞等；同时发生飞行事故，以及因医学条件、年龄或技术等原因被停飞等情况，也都属于职业性应激源。

当应激源作用于个体时，个体会根据已有的知识和经验进行判断，如果认为自己不能对这个应激源的要求做出适当的反应，并进而认为这将会给自己带来不良的后果时，便会进入应激状态，由此而产生一系列生理和心理的不适应反应。

❷ 空勤人员心理应激反应

（1）飞行应激障碍。

飞行应激障碍是指在飞行活动中，突然出现的应激源可能降低空勤人员的活动水平，使其注意范围狭窄、行为刻板，表现出对应激源的无能为力。飞行应激障碍常常表现在以下几个方面。

① 认知能力的改变：如注意力范围逐渐变窄；对原本已熟练掌握的飞行技术表现出遗忘；思维迟缓，甚至发呆；综合处理各种仪表信息的能力不断下降；有意识地忽略一些自认为不太重要的工作，以此适应过重的工作负荷等。

② 行为反应：如飞行中的错、忘、漏动作增多；肌肉紧张、震颤甚至僵硬，导致动作粗猛或不协调等。

③ 飞行恐惧症：属于神经症的一种，表现为对飞行的极度恐惧。

（2）心理应激对健康的影响。

心理应激对健康的影响具体如下。

①适度的心理应激对人的健康和功能活动有促进作用。

A.适当的应激是人心理和身体得以健康发展的必要条件。

B.适当的应激也是维持人正常的心理和生理功能的必要条件。

②持续的、超过人的应对能力的心理应激会损害人的健康。心理应激对健康的消极影响主要表现在以下三个方面。

A.心理应激可以致病。

B.心理应激可以加重已有的疾病或使这些疾病复发。

C.心理应激可以导致对疾病的易感状态。

（3）时差效应。

人们在某一时区内长期生活后，人体生理节律会逐渐与当地昼夜交替节律同步，这一现象被称为似昼夜节律。人体内约有100种机能活动具有这种似昼夜节律。形成这种节律后，人在睡眠、觉醒、体温、排泄、饮食等方面会呈现周期性节律或习惯，实现工作能力与睡眠状态的正常交替，从而适应昼夜变化。尽管人们早在二百多年前就已发现这一现象，但直到喷气式飞机出现后,才真正面临时差带来的健康问题。由于似昼夜节律具有相对稳定性,当跨子午线飞行或快速跨越多个时区时,体内似昼夜节律系统与环境时间系统会失去平日的同步关系,这种情况被称为时差反应。而由时差引发的警觉水平下降、工作能力降低、睡眠异常以及其他身心不适症状,则被称为时差效应。时差效应的主要表现为头痛、头昏、头胀、失眠多梦、记忆力减退、注意力不集中、情绪不稳定、食欲缺乏以及全身不适等。其特点是患者主观感受较多,但客观体征较少,检查时发现不了相应的器质性病变。据统计,在迅速跨越多个时区的人群中,25%~30%的人容易调整,主观上无不适或仅有轻微不适;另有 25%~30% 的人难以适应,症状较为严重。因此,需要对症状严重者进行适当调整和治疗,以帮助他们恢复正常生理节律。

时差效应的机理可能是大脑长期处于紧张状态,兴奋和抑制平衡被破坏,导致脏腑功能失调。时差效应实质上不是病,而是在新环境下出现的"偏态",但是它对机体的健康影响还是存在的。有研究指出,长期处于时差效应者,脑的颞叶会出现萎缩现象,将影响短时记忆和抽象认知功能。

治疗时差效应的关键在于确保拥有良好的睡眠。当睡眠状况得到改善后,其他相关症状也会随之缓解,甚至消失。在跨子午线进行长距离飞行时,应尽可能保证充足睡眠,以此减轻时差效应,同时要减少高脂肪食物的摄取以及酒精类饮料的饮用。通过适应训练,能够有效减轻或消除时差效应:如果是自东向西飞行,可每天比平时晚 1 小时入睡、晚 1 小时起床;如果是自西向东飞行,则每天比平时早 1 小时入睡、早 1 小时起床。通常情况下,跨越 1 个时区大约需要 1 天时间来适应;若需跨越多个时区,需提前几天开展此类适应训练,让体内的昼夜节律提前与目的地的昼夜节律趋于一致。

3 心理应激的调整方法

在出现心理应激反应后,应当立即采取相应措施进行缓解和治疗。首先,可以求助于航空公司的心理咨询部门。心理咨询作为心理学的一个分支,主要是在心理层面为来访者提供帮助、劝告和指导。具体而言,心理咨询是通过语言、文字等媒介,给予来访者帮助、启迪和教育的过程。借助心理咨询,能够促使来访者的认知、情感和态度发生积极转变,探寻出他们存在问题的根源以及内在的积极因素,解决来访者在学习、工作、生活、疾病康复等各方面遇到的心理问题,进而帮助他们更好地适应环境,保持身心的健康与和谐。

(1)心理咨询的形式。

①网上咨询。表7-5所示为网上咨询的优点和缺点。

表7-5　网上咨询的优点和缺点

项目	内容
优点	1.网上咨询可以很好地保护隐私,让咨询者毫无后顾之忧地倾诉自己的伤痛; 2.心理咨询师可以较客观地分析咨询者的问题; 3.进行网上咨询,咨询者在时间和工作上基本不受影响; 4.网上咨询可以让一般性的心理问题和生活困惑及时得到帮助; 5.网上咨询吸收了电话咨询、信件咨询的优点,其最大特点就是互动性强

项 目	内 容
缺点	1.咨询者有可能采取试探性的态度,对待咨询不够认真; 2.有些问题属于生活中的"正常现象",网络咨询可能会将原本不是问题的情况变成问题; 3.相较于面对面咨询,网上咨询确实缺乏肢体语言的表达,这容易让咨询者产生失落感; 4.被咨询者需要具备一定的悟性; 5.网上咨询直接干预性较差,需要辅助以电话、语音聊天等其他咨询形式; 6.网上咨询容易使重症咨询者过度依赖咨询师,从而放弃现实中的就医机会

②电话咨询。电话咨询是利用通信方式对咨询者给予忠告、劝慰或对知情人进行危机处置指导的一种咨询形式。这种咨询形式一般用于紧急情况的处理。在国外,目前已有许多国家设置了电话咨询的专用线路,用于心理危机的紧急干预和预防自杀。电话咨询对具有心理危机或自杀意念的人可以起到缓冲、防范和指导的作用。

③通信咨询。表7-6所示为通信咨询的优点和缺点。

表7-6　通信咨询的优点和缺点

项 目	内 容
优点	1.不受居住条件限制,咨询者能随时通过信件诉说自己的苦恼或愿望; 2.咨询机构在选择专家答疑解难时可有较大的回旋余地; 3.对于那些不善口头表达或较为拘谨的咨询者来说,通信咨询的优点更是显而易见
缺点	1.通信咨询的效果受咨询者的书面表达能力、理解能力和个性特点影响; 2.通信咨询具有往返周期长、咨询双方的非言语交流受到限制、咨询帮助浮于表面和不够灵活等缺点

④出访咨询。心理咨询师到咨询者觉得安全满意的约定场所,或学校、工厂现场观察与调查,找出问题,提供心理服务。

⑤门诊咨询。门诊咨询可以让咨询双方都得到最真切的接触,心理咨询师更容易观察和深入咨询者的内心世界,因而可做出更准确的心理诊断和更有效的心理治疗。同时,这种形式还具有使用各种心理测验工具的便利,其室内环境更有利于保障来访者的权利和隐私。

(2)常见的心理治疗法。

心理治疗又称精神治疗,是指医务人员运用心理学的理论和技术,通过自身的语言、表情与举止行为,并结合其他特殊手段来改变患者的认知活动、情绪障碍和异常行为的一种治疗方法。

常见的心理治疗方法有精神分析疗法、催眠与暗示疗法、生物反馈疗法、森田疗法和音乐疗法。

民航从业人员在日常工作中面临着巨大的工作压力,可以通过建立工作与生活的平衡、互相提供心理支持,保持积极的心态和情绪管理,更好地适应并管理工作压力,共同创造一个积极健康的工作环境。

任务三 空勤人员体检与体能测试标准

在航空业中,空勤人员的健康状况是保障飞行安全的基石。本任务旨在为航空业相关人员提供体检与体能测试的标准化流程及要求,确保每位空勤人员都能以最佳状态执行任务。通过严格的体检与体能测试,能够有效预防和降低飞行过程中可能出现的健康风险,进而保障乘客与机组人员的生命安全。

一、体检标准

1 基本条件

无下列影响安全履行职责或因履行职责而加重的疾病或功能障碍。

(1)先天性或后天获得性功能及形态异常。

(2)可能导致失能的活动性、隐匿性、急性或慢性疾病。

(3)创伤、损伤或手术后遗症。

(4)使用处方药或非处方药对身体造成的不良影响。

(5)恶性肿瘤。

(6)可能导致失能的良性占位性病变。

(7)心脏、肝脏、肾脏等器官移植。

2 精神科

无下列影响安全履行职责或因履行职责而加重的疾病或功能障碍。

(1)先天性或后天获得性功能及形态异常。

(2)可能导致失能的活动性、隐匿性、急性或慢性疾病。

(3)酒精滥用或依赖。

(4)精神分裂症、分裂性及妄想性障碍。

(5)心境(情感性)障碍。

(6)神经症性、应激性及躯体形式障碍。

(7)伴有生理障碍及躯体因素的行为综合征。

(8)成人的人格与行为障碍。

(9)精神发育迟缓。

(10)心理发育障碍。

(11)通常起病于儿童及少年期的行为与情绪障碍。

(12)未特定的精神障碍。

3 神经系统

无下列神经系统疾病的明确病史或临床诊断。

（1）癫痫。

（2）原因不明或难以预防的意识障碍。

（3）可能影响安全履行职责的脑血管疾病、颅脑损伤及其并发症或其他神经系统疾病。

4 循环系统

无下列循环系统疾病的明确病史或临床诊断。

（1）冠心病。

（2）严重的心律失常。

（3）严重的心脏瓣膜疾病或心脏瓣膜置换。

（4）永久性心脏起搏器植入。

（5）收缩压持续高于 155 mmHg，舒张压持续高于 95 mmHg，或伴有症状的低血压。

（6）其他可能影响安全履行职责的循环系统疾病。

5 呼吸系统

无下列呼吸系统疾病或功能障碍。

（1）活动性肺结核。

（2）可能影响安全履行职责的气胸。

（3）胸部纵隔或胸膜的活动性疾病。

（4）影响呼吸功能的胸壁疾病、畸形或胸部手术后遗症。

（5）可能影响安全履行职责的慢性阻塞性肺疾病或哮喘。

（6）其他可能影响安全履行职责的呼吸系统疾病或手术后遗症。

6 消化系统

无下列消化系统疾病或临床诊断。

（1）肝硬化。

（2）可能导致失能的疝。

（3）消化性溃疡及其并发症。

（4）胆道系统结石。

（5）其他可能影响安全履行职责的消化系统疾病或手术后遗症。

7 传染病

下列传染病或临床诊断。

（1）病毒性肝炎。

（2）梅毒。

（3）获得性免疫缺陷综合征（AIDS）。

（4）人类免疫缺陷病毒（HIV）阳性。

（5）其他可能影响安全履行职责的传染病。

8 代谢、免疫和内分泌系统

无下列代谢、免疫和内分泌系统疾病。

（1）使用胰岛素控制的糖尿病。

（2）使用可能影响安全履行职责的药物控制的糖尿病。

（3）其他可能影响安全履行职责的代谢、免疫和内分泌系统疾病。

9 血液系统

无严重的脾大及其他可能影响安全履行职责的血液系统疾病。

10 泌尿生殖系统

无下列泌尿生殖系统疾病或临床诊断。

（1）可能导致失能的泌尿系统结石。

（2）其他可能影响安全履行职责的泌尿生殖系统疾病、妇科疾病及手术后遗症或功能障碍。

11 妊娠

申请人妊娠期内不合格。

12 骨骼、肌肉系统

无可能影响安全履行职责的骨骼、关节、肌肉或肌腱的疾病、损伤、手术后遗症及功能障碍；其身高、臂长、腿长和肌力应当满足履行职责的需要。

13 皮肤及其附属器

无可能影响安全履行职责的皮肤及其附属器的疾病。

14 耳、鼻、咽、喉、口腔

无下列耳、鼻、咽、喉、口腔疾病或功能障碍。

（1）难以治愈的耳气压功能不良。

（2）前庭功能障碍。

（3）可能影响安全履行职责的言语功能障碍。

（4）可能影响安全履行职责的阻塞性睡眠呼吸暂停低通气综合征。

（5）其他可能影响安全履行职责的耳、鼻、咽、喉、口腔疾病或功能障碍。

15 听力

进行纯音听力计检查时，每只耳朵在 500Hz、1000Hz 和 2000Hz 这三个频率中的任一频率上，听力损失均不得超过 35dB；在 3000Hz 频率上，听力损失不得超过 50dB。如果申请人的听力损失超过上述数值，则需同时满足以下条件方可通过检查。

（1）在飞机驾驶舱噪声环境中（或模拟条件下）每耳能够听清谈话、通话和信标台信号声。

（2）在安静室中背向检查人2米处，双耳能够听清通常强度的谈话声。

16 眼部及其附属器

无下列可能影响安全履行职责的眼部及其附属器疾病或功能障碍。

（1）视野异常。

（2）色觉异常。

（3）夜盲。

（4）双眼视功能异常。

（5）其他可能影响安全履行职责的眼及其附属器的疾病、手术或创伤后遗症。

17 远视力

（1）每眼矫正或未矫正的远视力应当达到0.7或以上，双眼远视力应当达到1.0或以上。对未矫正视力和屈光度无限制。如果仅在使用矫正镜时才能达到以上规定，应当同时满足下列条件方可合格：

① 在履行职责时，必须佩戴矫正镜；

② 在履行职责期间，备有一副随时可取用的、与所佩戴矫正镜度数相同的备份矫正镜。

（2）为满足本条第（1）款的要求，申请人可以使用接触镜，但应当同时满足下列条件：

① 接触镜的镜片是单焦点、无色的；

② 镜片佩戴舒适；

③ 在履行职责期间，应当备有一副随时可取用的、与所佩戴矫正镜度数相同的备份普通矫正镜。

（3）屈光不正度数较高者，必须使用接触镜或高性能普通眼镜。

（4）若任何一眼未矫正远视力低于0.1，必须对眼部及其附属器进行全面检查。

（5）任何一眼存在影响安全履行职责的改变眼屈光状态的手术后遗症，则判定为不合格。

18 近视力

每眼矫正或未矫正的近视力在30～50 cm的距离范围内应当达到0.5或以上，在100 cm的距离应当达到0.25或以上。如果仅在使用矫正镜时才能达到以上规定，应当同时满足下列条件时方可合格：

①在履行职责时，应当备有一副随时可取用的矫正镜；

②矫正镜必须能同时满足视力要求，不得使用单一矫正近视力的矫正镜。

备注：2025年2月中国民航局下发的《民用航空体检鉴定医学标准实施细则》对于不同民航岗位的从业者有着不同的体检标准要求。

二、体能测试标准 ✈

1 基本要求

体能测试是评估空勤人员身体素质的重要环节。测试项目不仅要求空勤人员具备良好的爆发力和耐力,还要求他们拥有良好的柔韧性和协调性。体能测试包括但不限于以下项目(表7-7)。

表7-7　体能测试项目及标准

体能测试项目	标准(男性)	标准(女性)
引体向上	3个	—
60秒跪姿俯卧撑	—	10个
60秒仰卧收腹举腿	18个	16个
BMI	16~26	16~26
100米跑	15.2秒	18.5秒
3000米跑	16分40秒	—
1500米跑	—	11分30秒

2 航空安全员体能要求

对于航空安全员而言,其体能要求如下。

男性安全员体能考核项目包括BMI、引体向上、60秒仰卧收腹举腿、100米跑和3000米跑。BMI需要在16~26之间,引体向上要求完成4个,仰卧收腹举腿60秒内完成20个,100米跑需在15.1秒内完成,3000米跑则要在16分钟内跑完。

女性安全员体能考核项目包括BMI、60秒跪姿俯卧撑、60秒仰卧收腹举腿、100米跑和1500米跑。BMI范围也是16~26,60秒跪姿俯卧撑要求完成18个,60秒仰卧收腹举腿完成18个,100米跑需在18秒内完成,1500米跑则要在9分40秒内跑完。

三、体检与体能测试流程 ✈

1 体检流程

(1)初步筛选。

首先对空勤人员的年龄、基本健康状况进行初步筛选,确保其符合基本要求。

(2)专项检查。

根据初步筛选结果,进行眼科、耳鼻喉科、心血管系统等专项检查,以全面评估空勤人员的身体状况。

（3）结果评估。

由专业医生对检查结果进行详细评估,确保空勤人员的身体状况符合飞行要求。

（4）合格与否。

根据评估结果,确定空勤人员是否通过体检。未通过者需进行进一步的医学评估或治疗。

2 体能测试流程

（1）报名。

空勤人员在规定时间内报名参加体能测试,确保有足够的时间进行准备。

（2）准备活动。

在测试前进行充分的热身运动,以防止运动损伤,同时提高测试成绩。

（3）测试项目。

依次完成各项体能测试,确保测试过程的顺利进行。

（4）结果记录。

详细记录各项测试成绩,以便进行后续的评估和分析。

（5）合格与否。

根据测试成绩和民航局规定的标准,确定空勤人员是否通过体能测试。未通过者需进行针对性的体能训练,直至达到要求。

【拓展阅读】

退伍女军人成航空安全员:蓝天绽放"空中花蕾"

2010年,18岁的张蕾没有像其他同龄女孩那样选择步入大学校园,而是怀揣着儿时报效祖国的梦想,应征入伍,投身军旅。八年的军旅生涯,让她从天性娇柔的小姑娘,蜕变成了一位性情坚韧、勇于担当的巾帼玫瑰。

2018年,一次偶然的机会,张蕾得知南航面向社会各单位招聘航空安全员。她在以男性为主体的航空安全员岗位竞争中脱颖而出,成功入职南航湖北分公司保卫部成为一名专业的航空安全员,也是迄今为止该公司的第一位女性航空安全员。

进入保卫部后,她坚持严格训练,每天收腹举腿、1500米跑、杠铃快推等,累计跑了2441千米。最终,张蕾考核取得满分的成绩,在安全员初任训练中成绩超过同批男学员,获得"优秀学员"称号。

南航湖北分公司保卫部部长介绍,招聘女性航空安全员,是对南航的空中安保队伍结构的补充和完善。在询问、搜查、管控等方面,女性航空安全员扮演着不可替代的角色,这也对法治化执勤起到了促进作用。谈及张蕾的加入,部长赞不绝口:"正如张蕾的名字一样,我希望她成为'空中花蕾',蓝天绽放,青春无悔!"

忙碌的春运又开始了,乘客携带的物品也会增多,张蕾也将立足本职岗位,积极调整适应,投入更多的关注,保障每一架航班正常运行。"春运再忙,但那又如何呢? 守护着南来北往的乘客,将大家安全平稳地送到目的地,正是我的坚持与梦想!"张蕾骄傲地说。

【思考与练习】

实训任务:健康风险识别与应急处置演练

任务背景

作为新入职的民航客舱乘务员,需掌握航空环境对人体健康的影响机制,能识别乘客及自身突发健康问题(如缺氧、减压病、中耳炎等),并熟练执行应急处置程序。本次实训模拟一架巡航高度10000米的航班突发舱压异常事件,要求你协同机组保障乘客安全。

实训步骤

(1)知识梳理。复习教材中8类航空健康问题(缺氧、减压病、胃胀气、中耳炎、牙痛、高血压、冠心病、高原病)的诱因、症状、防护措施。

(2)重点记忆关键数据。有效意识时间(如10000米高度仅3~5分钟)

(3)案例预判。分析舱压异常时可能出现的健康风险(缺氧优先,其次减压病/中耳炎),制定处置优先级。

(4)场景启动。

①模拟舱压报警:座舱高度升至3000米,氧气面罩自动脱落。

②立即行动:自身优先佩戴氧气面罩→指导乘客佩戴(口诀为"拉下、罩住、呼吸")。

③广播指令:"请立即戴好面罩! 保持正常呼吸!"

④飞机下降至安全高度,开始巡舱。

⑤症状识别:巡视客舱,识别缺氧症状(发绀、意识模糊)、中耳炎(捂耳哭喊)、减压病(关节剧痛)。

⑥应急救护处置：

A. 缺氧乘客：检查面罩气密性，调整供氧流量。

B. 中耳炎乘客：指导捏鼻鼓气法（拇指食指捏鼻，闭口鼓气）。

C. 减压病乘客：报告机长下降高度至2400米以下。

⑦通信联络：使用内话系统通报机长。

REFERENCES
参考文献

[1] 中国红十字会总会训练中心.创伤救护实操技术手册[M].北京:人民卫生出版社,2019.

[2] 中国红十字会总会,中国红十字总会训练中心.心搏骤停救生技术——CPR与AED应用手册[M].北京:科学技术文献出版社,2020.

[3] 汪武芽,黄华.民航客舱救护[M].北京:北京理工大学出版社,2021.

[4] 江苏无国界航空发展有限公司.空中乘务(初、中、高级)[M].北京:北京师范大学出版社,2021.

[5] 中国航空运输协会.民航空中服务(初级、中级、高级)[M].北京:中国民航出版社,2021.

[6] 中国红十字会总会.救护员[M].北京:人民卫生出版社,2024.

[7] 王宗华,杨漾,徐霞.民航客舱应急救护[M].重庆:重庆大学出版社,2024.

[8] 霍连才,杨超.民航乘务员急救教程[M].2版.北京:清华大学出版社,2024.

教学支持说明

高等职业学校"十四五"规划民航服务类系列教材系华中科技大学出版社"十四五"期间重点规划教材。

为了改善教学效果,提高教材的使用效率,满足高校授课教师的教学需求,本套教材备有与纸质教材配套的教学课件(PPT电子教案)和拓展资源(案例库、习题库等)。

为保证本教学课件及相关教学资料仅为教材使用者所用,我们将向使用本套教材的高校授课教师赠送教学课件或相关教学资料,烦请授课教师通过电话、邮件或加入民航专家俱乐部QQ群等方式与我们联系,获取"教学课件资源申请表"文档,准确填写后发给我们,我们的联系方式如下:

地址:湖北省武汉市东湖新技术开发区华工科技园华工园六路

邮编:430223

电话:027-81321911

传真:027-81321917

E-mail:lyzjjlb@163.com

民航专家俱乐部QQ群号:799420527

民航专家俱乐部QQ群二维码:

扫一扫二维码,加入群聊。

教学课件资源申请表

填表时间：_____年____月____日

1.以下内容请教师按实际情况填写，★为必填项。
2.学生根据个人情况如实填写，相关内容可以酌情调整提交。

★姓名		★性别	□男 □女	出生年月		★职务	
						★职称	□教授 □副教授 □讲师 □助教
★学校				★院/系			
★教研室				★专业			
★办公电话			家庭电话			★移动电话	
★E-mail（请填写清晰）						★QQ号/微信号	
★联系地址						★邮编	

★现在主授课程情况	学生人数	教材所属出版社	教材满意度
课程一			□满意 □一般 □不满意
课程二			□满意 □一般 □不满意
课程三			□满意 □一般 □不满意
其　他			□满意 □一般 □不满意

教 材 出 版 信 息						
方向一		□准备写	□写作中	□已成稿	□已出版待修订	□有讲义
方向二		□准备写	□写作中	□已成稿	□已出版待修订	□有讲义
方向三		□准备写	□写作中	□已成稿	□已出版待修订	□有讲义

　　请教师认真填写表格下列内容，提供索取课件配套教材的相关信息，我社将根据每位教师/学生填表信息的完整性、授课情况与索取课件的相关性，以及教材使用的情况赠送教材的配套课件及相关教学资源。

ISBN(书号)	书名	作者	索取课件简要说明	学生人数（如选作教材）
			□教学　□参考	
			□教学　□参考	

★您对与课件配套的纸质教材的意见和建议，希望提供哪些配套教学资源：